Die Schwangerschaft im Ultraschall - Schnittbild

Ein Atlas für die geburtshilfliche Praxis

Ultrasonographic Representation of Pregnancy

Atlas for the Practitioner in Obstetrics

H. BAYER
R. SCHULTE
P. PRENZLAU
R. LÜDER

AKADEMIE-VERLAG · BERLIN

Die Ultraschall-Diagnostik in der Geburtshilfe hat ein solches Entwicklungstempo, daß sie in absehbarer Zeit ein Bestandteil der Routineüberwachung in der Schwangerschaft sein wird. Deshalb ist es erforderlich, daß jeder Arzt, der mit der Betreuung von Schwangeren und Neugeborenen zu tun hat, mit diesem Verfahren vertraut ist.
Aus der Fülle des Patientengutes und den Erfahrungen mit dem Ultraschall-B-Bild-Gerät an der Universitäts-Frauenklinik der Charité, Berlin, werden in diesem Atlas mehr als 100 Ultraschallbilder, die alle Möglichkeiten der Ultraschalldiagnostik in der Schwangerschaft wiedergeben, in übersichtlicher Zusammenstellung veröffentlicht. Dazu gehören Aufnahmen der Frühschwangerschaft, Demonstrationen verschiedener Meßgrößen im Ablauf der Schwangerschaft und die Zusammenfassung einiger seltener Befunde. Die Bilder werden so erläutert und besprochen, daß besonders derjenige, der nicht selbst Ultraschalluntersuchungen durchführt, die aus den Ultraschallzentren angeforderten Befunde verstehen und deuten kann. Dies soll auch das Ziel des Werkes sein.

H. BAYER · R. SCHULTE · P. PRENZLAU · R. LÜDER

DIE SCHWANGERSCHAFT IM ULTRASCHALL-SCHNITTBILD

Ein Atlas für die geburtshilfliche Praxis

ULTRASONOGRAPHIC REPRESENTATION OF PREGNANCY

Atlas for the Practitioner in Obstetrics

Ultrasonographic Representation of Pregnancy

Atlas for the Practitioner in Obstetrics

by

Prof. Dr. med. habil. H. BAYER
Director, Gynaecological Hospital, Department of Medicine (Charité)
Humboldt-Universität zu Berlin

Dr. med. R. SCHULTE
Assistant, Gynaecological Hospital, Department of Medicine (Charité)
Humboldt-Universität zu Berlin

Dr. med. P. PRENZLAU
Associate Chief Physician, Gynaecological Hospital, Department of Medicine (Charité)
Humboldt-Universität zu Berlin

Dr. med. R. LÜDER
Assistant, Gynaecological Hospital, Department of Medicine (Charité)
Humboldt-Universität zu Berlin

with technical cooperation by
R. ACKER and E. THIELE

With 104 illustrations

AKADEMIE-VERLAG · BERLIN

Die Schwangerschaft im Ultraschall - Schnittbild

Ein Atlas für die geburtshilfliche Praxis

Von

Prof. Dr. med. habil. H. BAYER
Direktor der Frauenklinik des Bereichs Medizin (Charité)
der Humboldt-Universität zu Berlin

Dr. med. R. SCHULTE
Assistent an der Frauenklinik des Bereichs Medizin (Charité)
der Humboldt-Universität zu Berlin

Dr. med. P. PRENZLAU
Oberarzt an der Frauenklinik des Bereichs Medizin (Charité)
der Humboldt-Universität zu Berlin

Dr. med. R. LÜDER
Assistent an der Frauenklinik des Bereichs Medizin (Charité)
der Humboldt-Universität zu Berlin

unter technischer Mitarbeit von
R. ACKER und E. THIELE

Mit 104 Abbildungen

THEORIA CUM PRAXI

AKADEMIE-VERLAG · BERLIN

Übersetzt in die englische Sprache von W. GHANTUS, Berlin

Translated into the English language by W. GHANTUS, Berlin

Erschienen im Akademie-Verlag, 108 Berlin, Leipziger Straße 3—4

Lizenznummer: 202 · 100/513/75
Einband und Schutzumschlag: Hans Kurzhahn
Gesamtherstellung: VEB Druckhaus „Maxim Gorki", 74 Altenburg
Bestellnummer: 761 889 5 (6136) · LSV 2145
Printed in GDR
EVP: 48,—

Vorwort

Die wissenschaftlich-technische Revolution hat für alle Fachgebiete der Medizin eine stürmische Vorwärtsentwicklung gebracht. Im Zusammenhang damit hat gleichzeitig eine solche Wissenszunahme stattgefunden, daß selbst Teilgebiete für den einzelnen kaum noch zu übersehen sind.

Es ist deshalb erforderlich, rechtzeitig dafür Sorge zu tragen, daß dieser qualitative und quantitative Zuwachs den in der Praxis tätigen Arzt nicht überrollt. Das würde für die Medizin bedeuten, daß ihr theoretischer Fortschritt dem Patienten nicht voll zugute käme.

Es ist notwendig, daß die Einrichtungen, welche von ihrer Struktur her dazu in der Lage und verpflichtet sind, in bestimmten Abständen das Neueste übersichtlich veröffentlichen.

Dadurch soll zweierlei erreicht werden:

Es soll dem Praktiker — der durch die täglich von ihm geforderte medizinische Versorgung die Forschungsergebnisse nur unvollständig verfolgen kann — eine brauchbare Stütze für seine Weiterbildung in die Hand gegeben werden. Er soll befähigt werden, zu entscheiden, welche Maßnahmen er in welchem Umfange zur Verbesserung der Patientenversorgung treffen muß.

Bei dem Entwicklungstempo, welches die geburtshilfliche Ultraschalldiagnostik hat, und bei der Bedeutung, die vom medizinischen, soziologischen und bevölkerungspolitischen Gesichtspunkt der Senkung der perinatalen Mortalität zukommt, ist damit zu rechnen, daß schon in allernächster Zeit diese Methode ein fester Bestandteil der täglichen Routineversorgung von Schwangeren sein wird.

Es genügt nicht, daß der Geburtshelfer das Prinzip der Ultraschalldiagnostik kennt. Er muß, wenn ihm aus dem Zentrum, wo das Ultraschallgerät steht, ein Befund übermittelt wird, genau wissen, welche Aussagekraft diesem Befund zukommt. Der Praktiker muß daher mit dem einschlägigen Bildmaterial der Ultraschalldiagnostik in der Geburtshilfe vertraut sein.

Der vorliegende Atlas über die geburtshilfliche

Foreword

The techno-scientific revolution has brought tempestuous progress to all facets of medicine. The pool of knowledge has grown to dimensions where even limited sub-areas are likely to escape the control of the individual.

Therefore, every possible effort should be made in good time to see that the medical practitioner is not overpowered by such growth in quality and quantity. In medicine, a situation of knowledge beyond human control would prevent theoretical progress from going to the full benefit of the patient.

In this context, the appropriate and competent institutions should undertake to publicise latest developments in regular intervals.

Two purposes may be accomplished by such approach: The practitioner, under constant pressure of every-day medical service and unable to follow up all developments in research, will be given encouragement and useful support for his own upgrading. The practitioner also will be enabled to decide what steps must be taken to what extent, if attention to patients is to be improved.

Swift progress of ultrasonic diagnosis in obstetrics together with the importance attributed to the challenge of bringing down perinatal mortality, with all its medical, sociological, and demographic aspects, are likely to indicate that this method will very soon become an integral element of every- day routine care for pregnant women.

It is not sufficient for the obstetrician simply to know about the principle of ultrasonic diagnosis, but it rather is necessary to know exactly how much weight may be attributed to a result received from a centre with ultrasound equipment. In other words, the practitioner must know how to handle ultrasonographic traces obtainable in obstetric diagnosis. This Atlas on ultrasonic diagnosis in obstetrics is intended to be a contribution to the above purpose. The authors have accumulated experience from several years of work with Humboldt-Universität zu Berlin, Charité, Gynaeco-

Ultraschalldiagnostik soll ein Beitrag in dem dargelegten Sinne sein. Die mehrjährigen Erfahrungen, welche an der Universitäts-Frauenklinik der Charité Berlin sowohl in der täglichen Ultraschall-Sprechstunde als auch bei Lehrgängen zur Einführung von Geburtshelfern in die Ultraschalldiagnostik gesammelt worden sind, haben uns von der Notwendigkeit überzeugt, unser reichhaltiges Bildmaterial sinnvoll geordnet zu veröffentlichen.

H. Bayer

logical Hospital as well as from daily "public ultrasound consultations" and courses organized with the view to familiarising obstetricians with ultrasonic diagnosis. All this has made them feel a need for meaningful arrangement and publication of their rich stock of ultrasonographic trace documentation.

H. Bayer

Inhaltsverzeichnis

Contents

Abkürzungen

BD = Bauchdecke (mütterliche)
UVW = Uterusvorderwand
UHW = Uterushinterwand
PL = Plazenta
TH = Thorax
FW = Fruchtwasser
FS = Fruchtsack
HB = Harnblase (mütterliche)
R = Rumpf
WS = Wirbelsäule
ET = Extremitäten
K = Kopf
FE = foetale Echos
KB = Kreuzbein (mütterliches)
P = Portio
UT = Uterus
HE = Herzecho
M = Myom
DE = Darmechos (mütterliche)
ME = Molenechos
CU = Cavum uteri
S = Symphyse (mütterliche)

In den Abbildungen entsprechen die Zeilenabstände bei eingeschaltetem Raster einer Länge von 2 cm.

Abbreviations

BD = abdominal wall (maternal)
UVW = anterior uterine wall
UHW = posterior uterine wall
PL = Placenta
TH = Thorax
FW = amniotic fluid
FS = amniotic cavity
HB = urinari bladder (maternal)
R = Trunc
WS = vertebral column
ET = Extremities
K = foetal head
FE = foetal echos
KB = sacral bone (maternal)
P = Portio
UT = Uterus
HE = Heart-echo
M = Myoma
DE = intestinal echos (maternal)
ME = hydatidiform-mole-echos
CU = uterine cavity
S = symphysis (maternal)

The line spacings in all illustrations with intercalated grid are 2 cm.

1. Grundlagen der Ultraschall-Echografie und Methode im vorliegenden Atlas

Das Prinzip der Ultraschalldiagnostik beruht auf der elektronischen Aufzeichnung von Echos, welche nach Aussendung von Ultraschallwellen im Gewebe an Grenzflächen reflektiert werden.

Im einzelnen sind diese Vorgänge in der Monografie von KRATOCHWIL (1968) dargelegt.

Aus seinen zusammenfassenden Ausführungen geht weiter hervor, daß die Anwendung der Ultraschalldiagnostik, wie sie mit den derzeitigen Parametern erfolgt, biologisch unschädlich ist.

Es gibt verschiedene Prinzipien bei der Ultraschalldiagnostik.

Das A-Bild-Verfahren zeigt die Abstände zwischen den Grenzflächen durch Ausschläge am Oszillografen an. Das B-Bild-Verfahren zeichnet diese Ausschläge punktförmig auf; dadurch wird eine Konturendarstellung erzeugt, die einen Schnitt durch das vom Schallkopf angepeilte Gewebe wiedergibt (deshalb auch Schnittbildverfahren genannt).

Die Geräte, welche nach dem B-Bild-Verfahren arbeiten, sind entweder mit einer Speicherröhre ausgerüstet und ergeben ein modellierbares Standbild oder sie arbeiten mit schnellem Bildaufbau; dabei folgen die Impulse so dicht aufeinander, daß auf dem Oszillografen ein bewegliches Bild — einem Film vergleichbar — entsteht.

Außerdem gibt es das Dopplerverfahren. Damit lassen sich durch Umwandlung der Schallwellen in akustische Signale Bewegungen — z. B. von Herz- oder Nabelschnurpulsation — wahrnehmen und aufzeichnen.

Mit einem B-Bildgerät bei schnellem Bildaufbau (Vidoson der Firma Siemens) arbeiten wir an der Universitäts-Frauenklinik (Charité) Berlin seit 5 Jahren. Diesem Atlas liegt ein Material von mehr als 10000 Untersuchungen an über 3500 Schwangeren zugrunde.

Die Bilder sind als Momentaufnahmen aus dem laufenden Film aufzufassen.

1. Fundamentals of ultrasonic echography and method described in this atlas

The principle of ultrasonic diagnosis is based on electronic recording of echoes of transmitted ultrasonic waves which are reflected from interfaces of tissue. These processes are described in greater detail in a monograph by KRATOCHWIL (1968). He found also that in connection with the parameters used at present ultrasonic diagnosis did not cause any biological damage.

There are different ways of using ultrasonic diagnosis.

With the A-scan method, distances between interfaces will be indicated by response of an oscillograph. With the B-scan method, these responses will be recorded as points for representation of outlines, which will give a split image of the tissue to which the transducer had been directed. (Therefore, the approach has become known also under the name of split-image method.)

The instruments used for the B-scan method are furnished with a memory tube to give a still picture from which a model can be constructed, but sometimes their working principle may be fast moving image formation. The latter variant will imply high-speed sequence of pulses, and moving pictures comparable to cine film will appear on the oscillograph.

The Doppler method, another procedure, is a technique by which to convert sound waves into acoustic signals for detecting and recording of movements, for example, heart or funic pulses.

A B-scan unit with fast moving image formation (Type Vidoson by Siemens) has been used by the authors at Universitäts-Frauenklinik (Charité) Berlin for five years. This Atlas is based on more than 10,000 examinations of over 3,500 gravidae.

The images compiled are comparable to instantaneous shots taken from moving film.

2. Die Ultraschall-Embryografie

2. Ultrasonic embryography

In den ersten Schwangerschaftsmonaten kommt der Ultraschalldiagnostik in verschiedener Hinsicht Bedeutung zu. Sie ergänzt die klinischen und auch die biologischen und biochemischen Befunde zur Feststellung einer Schwangerschaft; sie kann sicher die Intaktheit einer Gravidität nachweisen und Aussagen über das Schwangerschaftsalter machen.

There are several reasons for which importance may be attributed to ultrasonic diagnosis, during the early months of gravidity. First of all, it will be complementary to clinical, biological, and biochemical findings in stating that gravidity actually has begun. In addition, information may be obtained from it regarding completeness and timing of gravidity.

2.1. Feststellung der eingetretenen Schwangerschaft

Der Wert des Ultraschall-Schnittbild-Verfahrens mit schnellem Bildaufbau bei der Differentialdiagnose der Frühgravidität ist deshalb so groß, weil der Betrachter nicht nur stationäre Zustände, sondern auch Bewegungsvorgänge direkt beobachten kann.

Die im Augenblick zur Verfügung stehenden Ultraschallgeräte haben hinsichtlich der Schwangerschaftsdiagnose eine unterschiedliche diagnostische Aussagekraft. So ist dem bisher bekannten Schrifttum zu entnehmen, daß eine Gravidität ab 6. Woche mit dem A-Bild-Verfahren bzw. ab 12. Woche mit dem Dopplerverfahren diagnostiziert werden kann. Mit dem uns zur Verfügung stehenden Schnittbild können wir eine Schwangerschaft ab 7. Woche diagnostizieren; in einzelnen sehr günstig gelagerten Fällen schon ab 5. Woche post menstruationem. Man kann sagen, daß das

2.1. Early detection of pregnancy

The ultrasonic split-image method with fast moving image formation is essential to differential diagnosis of early pregnancy, because the examiner will be in a position not only to look at fixed conditions, but also to follow up moving processes.

Ultrasound equipment so far available is of differentiated capacity regarding the amount of information obtainable in terms of pregnancy diagnosis. Certain literature sources suggest that gravidity may be diagnosed as of the sixth week by the A-scan method or as of the twelfth week by the Doppler method. With the split-image approach used by the authors, pregnancy may be established as of the seventh week or, in some very favourable cases, even in the fifth week after the last menses. The B-scan method with fast moving image formation, generally, is assumed to be capable of

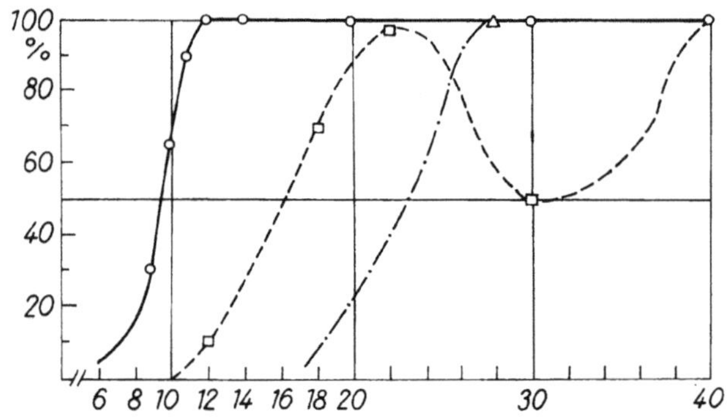

Abb. 1
Zuverlässigkeit in Prozent vom Nachweis des kindlichen Lebens mit elektronischen Hilfsmitteln (nach TAKEUCHI).

Fig. 1
Percentual reliability of electronic devices for detection of foetal life (according to TAKEUCHI).

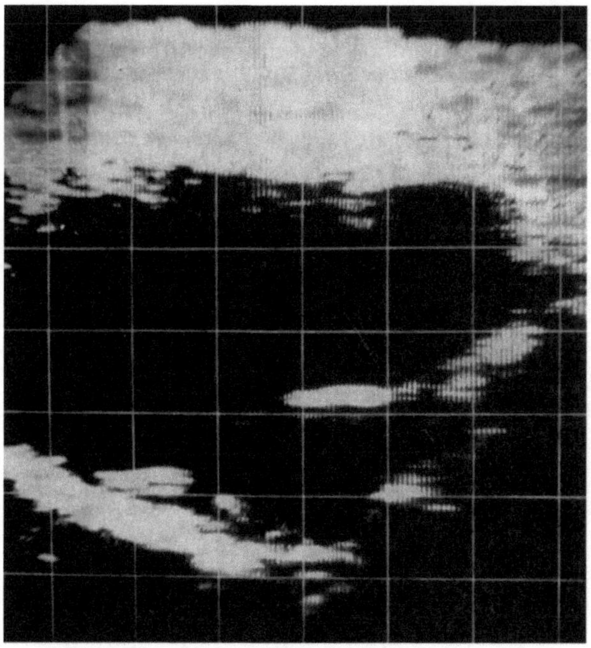

Abb. 2

Längsschnitt eines nichtgraviden Uterus mit maximal gefüllter Harnblase. Der scharf abgegrenzte Uterus ist im unteren Anteil zu sehen. Aufnahme direkt über der Symphyse.

Fig. 2

Longitudinal section through non-gravid uterus with maximum filling of urinary bladder; clearly delimitated uterus represented in lower part; focus level directly above symphysis.

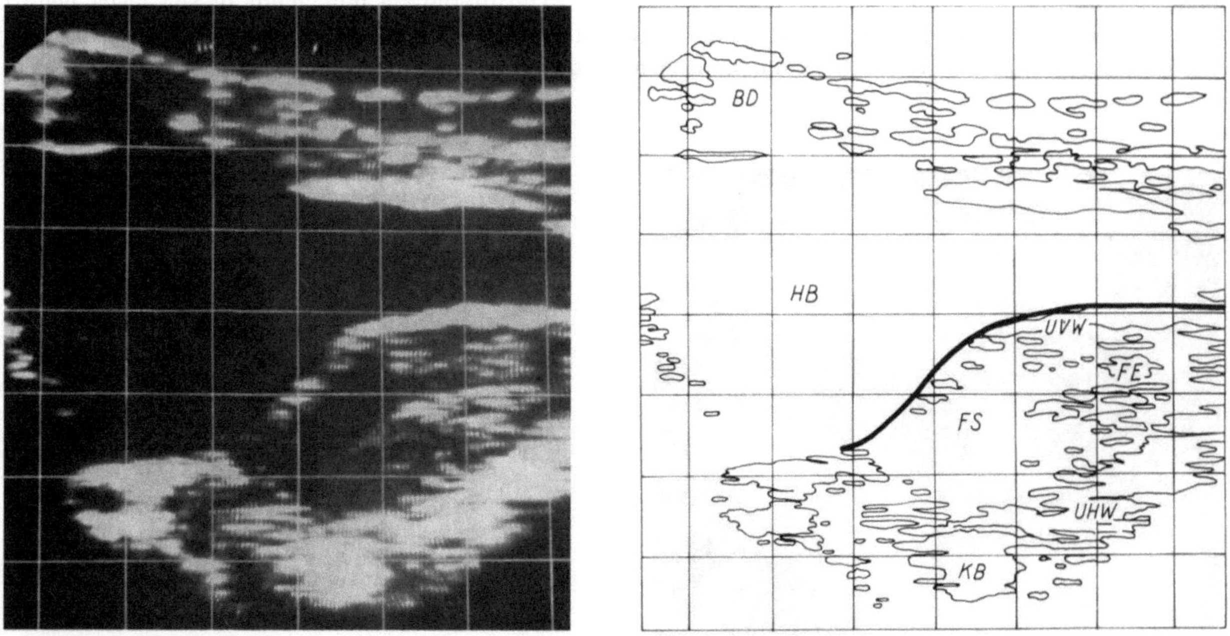

Abb. 3

Längsschnitt eines graviden Uterus in der 5. Woche mit maximal gefüllter Harnblase. Scharf abgegrenzter Uterus mit noch nicht ausgebildetem Fruchtsack im unteren Anteil des Bildes. Aufnahme direkt über der Symphyse.

Fig. 3

Longitudinal section through gravid uterus in fifth week with maximum filling of urinary bladder; clearly delimitated uterus before formation of amniotic sac in lower part; focus level directly above symphysis.

B-Bild mit schnellem Bildaufbau eine Schwangerschaft ab ca. 7. Woche diagnostizieren kann. Vorher liegt der Uterus noch im kleinen Becken und die Symphyse absorbiert einen großen Teil der Schallwellen. Wir arbeiten nach dem Vorschlag von ABDULLA (1969), in der Frühgravidität mit maximal gefüllter Harnblase zu untersuchen, weil sie den Uterus aus dem kleinen Becken über die Symphyse drängt.

Abbildung 3 zeigt einen Längsschnitt, auf dem eine solche gefüllte Harnblase mit einer im hinteren Anteil des Bildes gelegenen Gravidität zu sehen ist.

Die Diagnose einer Frühgravidität in den ersten 6–8 Wochen mit dem Schnittbild ist sehr von der Erfahrung des Untersuchers abhängig. Es ist auch anzustreben, die Diagnose nicht nur von einer Untersuchung abhängig zu machen, sondern mehrere in kurzen Intervallen durchzuführen. Dann allerdings ist die Aussage zuverlässig.

Die Abbildungen 4 und 5 zeigen Längsschnittbilder der vergrößerten graviden Uteri mit darin enthaltenen Fruchtsäcken. Als Beweis des embryonalen Lebens sehen wir Bewegungen der embryonalen Echos an.

Das sich im Ultraschallbild entfernende und wieder näherkommende Herzecho kann man sich

detecting pregnancy as of the seventh week. Before that deadline, the uterus still is embedded in the minor pelvis, with much of the sound waves being absorbed by the symphysis. The authors usually follow a proposal made by ABDULLA (1969) and examine women in early gravidity with their urinary bladder filled to maximum level and thus forcing the uterus out of the minor pelvis and beyond the symphysis.

Fig. 3 is a longitudinal section depicting a filled bladder, with gravidity being exhibited in the posterior part of the picture. Safe diagnosis of six-to-eight week early gravidity, using the split-image approach, will depend for success strongly on the examiner's individual experience. In addition, it will be desirable, for dependable diagnosis, to perform several examinations in short intervals instead of one. Diagnosis based on such repetitive approach will be safe.

Longitudinal split images of enlarged gravid uteri with amniotic sacs in them are depicted in Figs. 4 and 5. Embryonic echoes are moving, which is considered as evidence to embryonic life.

The to-and-fro movement of the heart echo in the ultrasonographic trace may be explained by differing fills of the embryonic heart with varia-

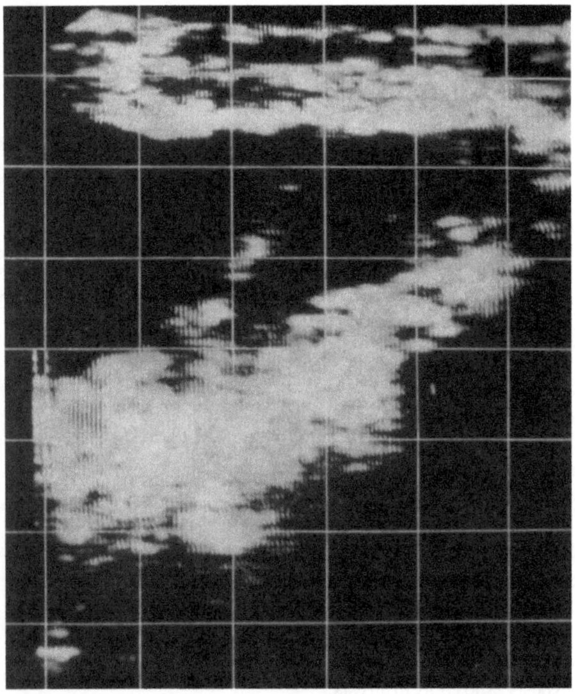

Abb. 4
Längsschnitt in der 7. Schwangerschaftswoche. Der noch nicht gut ausgebildete Fruchtsack befindet sich im Fundus.

Fig. 4
Longitudinal section in seventh week of pregnancy; fundal position of amniotic sac before complete formation.

mit dem unterschiedlichen Füllungszustand des embryonalen Herzens in Systole und Diastole bzw. mit dem sich verändernden Abstand zur Thoraxwand erklären.

Bei entsprechender Erfahrung gelingt die Einstellung der Frühschwangerschaften gut. Die

tion between systolic and diastolic phases or by change of distance from the thoracic wall.

An experienced examiner will be quite successful in high-accuracy elucidation of early gravidity, with embryonic echoes being detectable not only by their movement, but also by their character-

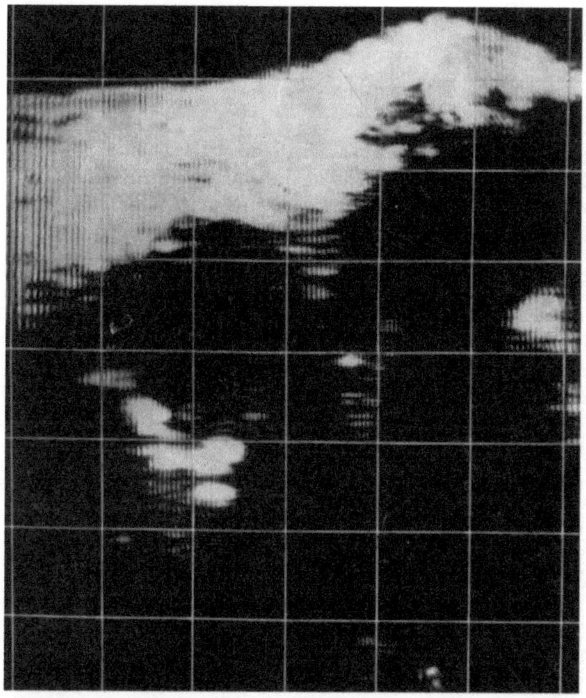

Abb. 5
Längsschnitt in der 7. Woche mit maximal gefüllter Harnblase. Embryonale Echos deutlich, aber noch nicht gut zu differenzieren. Aufnahme in der Mittellinie (aus: SCHULTE, Dtsch. Ges. Wes. 27 (1972) 1890).

Fig. 5
Longitudinal section in seventh week with maximum filling of urinary bladder; embryonic echoes clear but hard to differentiate; recording from median line (from: SCHULTE, Dtsch. Ges. Wes. 27 (1972) 1890).

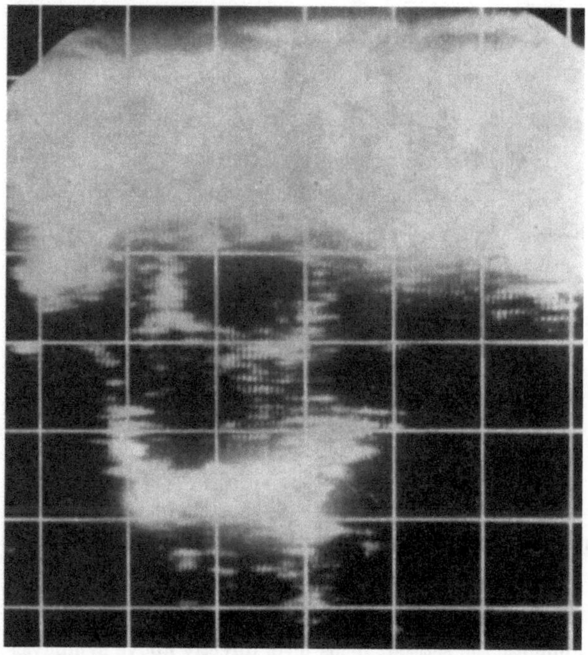

Abb. 6
Querschnitt in der 8. Schwangerschaftswoche mit Fruchtsack; bauchdeckenwärts gut sichtbare typische Fruchtsackechos (echofreie Zone = Fruchtwasser). Aufnahme direkt über der Symphyse (aus: SCHULTE: Zbl. Gynäk. 94 (1972).

Fig. 6
Cross-section in eighth week of pregnancy with amniotic sac; echoes typical of amniotic sac clearly visible with orientation to abdominal wall (echoless zone = amniotic fluid); focus level directly above symphysis (from: SCHULTE, Zbl. Gynäk. 94 (1972)).

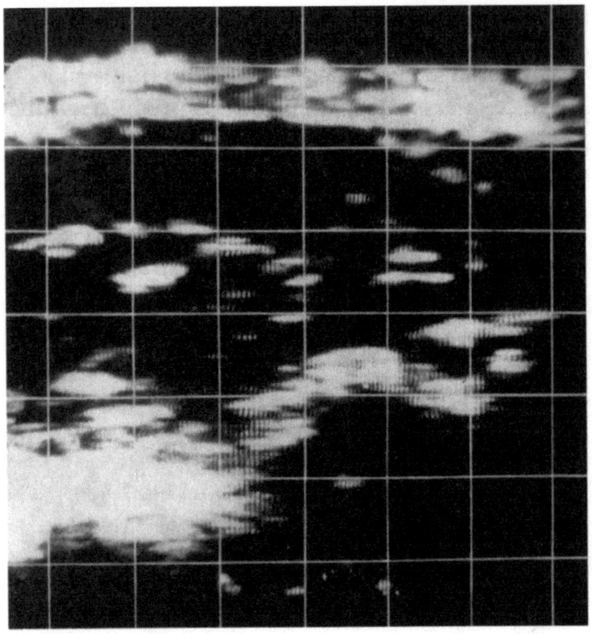

Abb. 7
Querschnitt in der 8. Schwangerschaftswoche. Klinisch Uterus bicornis. Fruchtsack im linken Horn dargestellt. Gesamte Uterusgröße ebenfalls erkennbar. Tastbefund größer als der Zeit entspricht. Aufnahme direkt über der Symphyse.

Fig. 7
Cross-section in eighth week of pregnancy; uterus bicornis clinically established; amniotic sac represented in left cornu; detectability of complet uterus size; result from palpation larger than eighth week; focus level directly above symphysis.

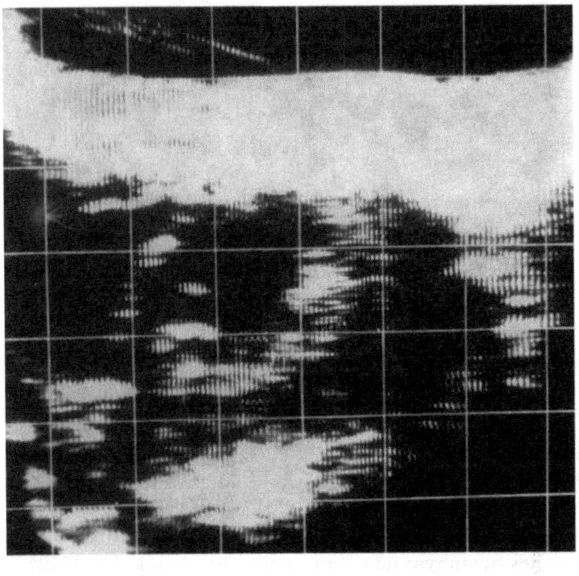

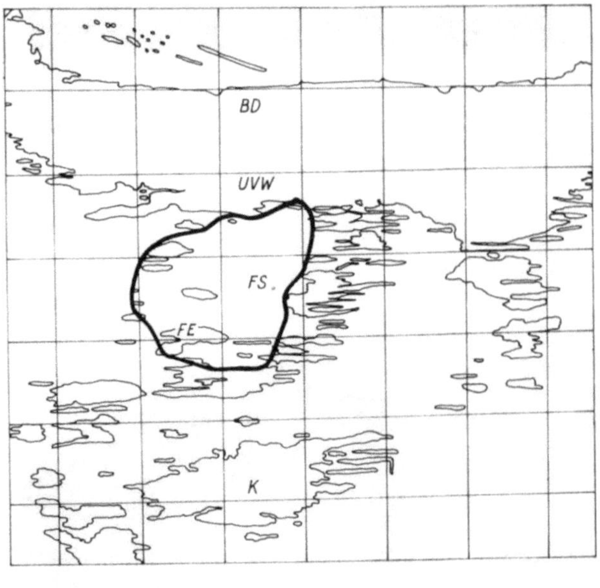

Abb. 8
Querschnitt in der 9. Schwangerschaftswoche mit eingenistetem Fruchtsack, der gut dargestellt ist. Aufnahme direkt über der Symphyse.

Fig. 8
Cross-section in ninth week of pregnancy with well represented amniotic sac settled; focus level directly above symphysis.

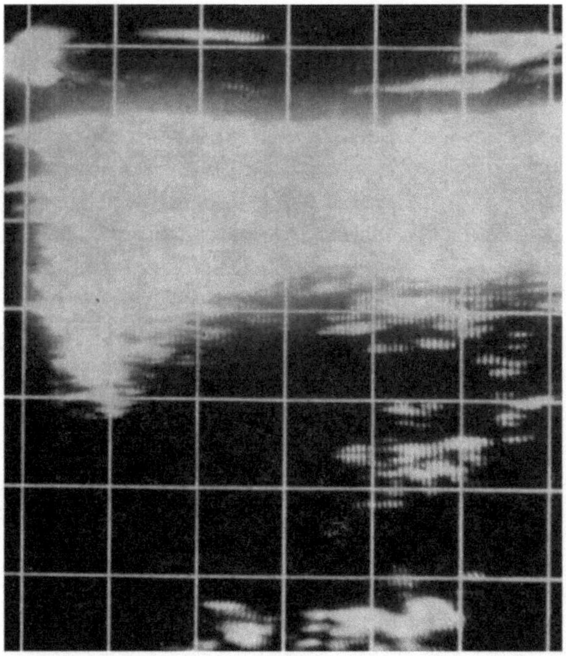

Abb. 9
Querschnitt in der 9. Schwangerschaftswoche. Im Fruchtsack stärkere Echos, die die embryonale Herzaktion darstellen. Aufnahme direkt über der Symphyse.

Fig. 9
Cross-section in ninth week of pregnancy; stronger echoes from amniotic sac, representing embryonic cardiac action; focus level directly above symphysis.

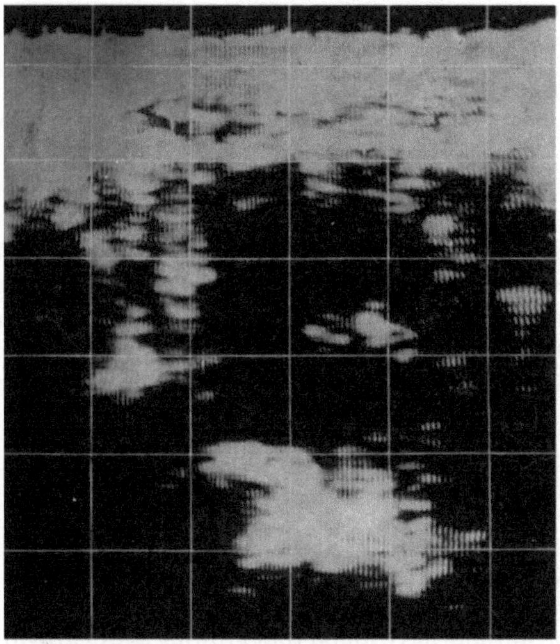

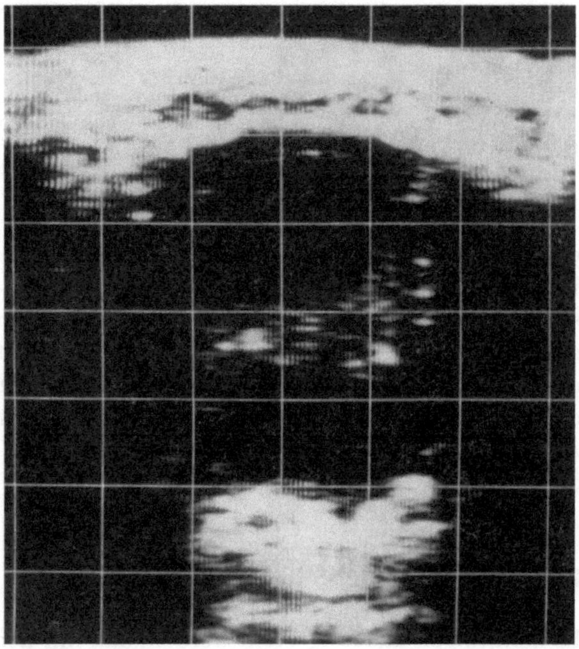

a

Abb. 10 und 10a
Querschnittsaufnahme mit Fruchtsack in der 10. Schwangerschaftswoche. Typische, deutlich dargestellte embryonale Echos im Fruchtsack. Dahinter stellt sich das Kreuzbeinecho dar. Aufnahme direkt über der Symphyse.

Fig. 10
Cross-section with amniotic sac in tenth week of pregnancy; typical and clearly represented embryonic echoes from amniotic sac; sacral echo in background; focus level directly above symphysis.

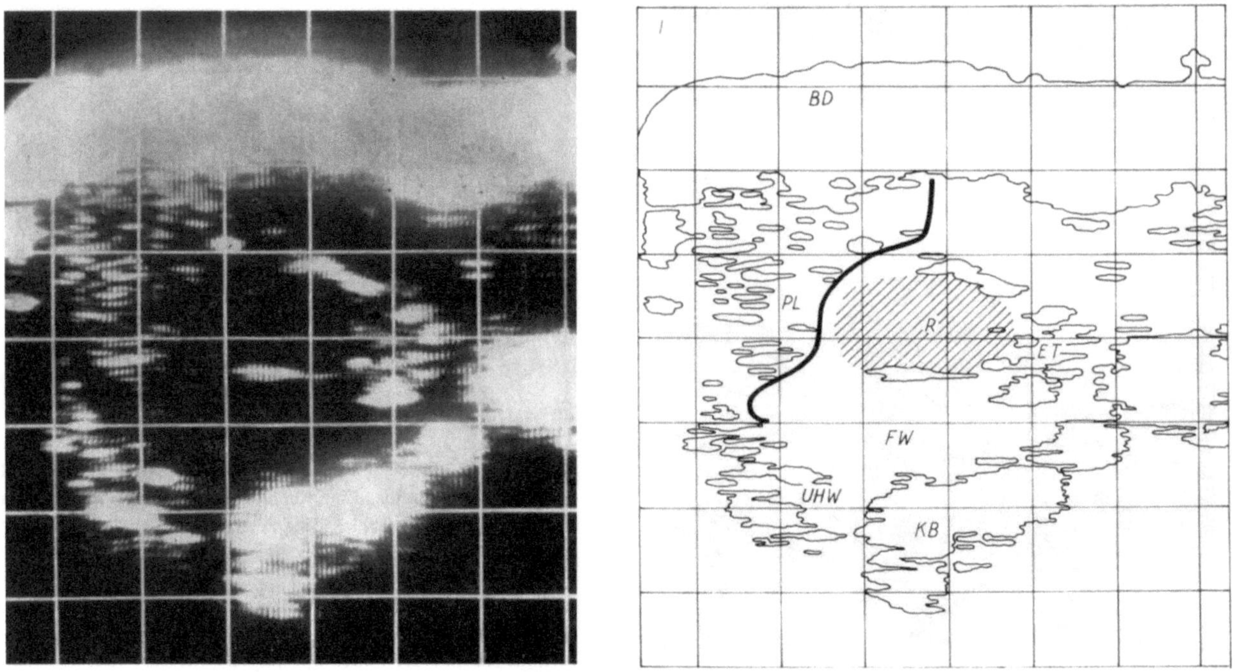

Abb. 11
Querschnitt am Ende der 12. Schwangerschaftswoche. Die nunmehr stark ausgeprägten embryonalen Echos heben sich deutlich von den Fruchtsackechos ab und lassen erste Konturen der Frucht und der Plazenta erkennen. Aufnahme direkt über der Symphyse (aus: SCHULTE, Dtsch. Ges. Wes. 27 (1972) 1890).

Fig. 11
Cross-section in twelfth week of pregnancy; embryonic echoes now clearly pronounced and distinct from amniotic sac echoes reveal reliminary outlines of foetus and placenta; focus level directly above symphysis (from: SCHULTE, Dtsch. Ges. Wes. 27 (1972) 1890).

embryonalen Echos sind dann nicht nur an ihrer Bewegung, sondern auch an ihrem charakteristischen scharf und hell gezeichneten Aussehen zu erkennen. Gerade bei der Klärung, ob eine auf diese Weise erkannte Frühgravidität intakt ist oder nicht, d. h. bei der Differentialdiagnose der Abortprozesse, kommt diesem Zustand große Bedeutung zu.

istic manifestation. Such bright oscillographic intensification is of great importance to finding out, whether early gravidity, detected this way, is intact or not, in other words, it is essential to differential diagnosis of abortive processes.

2.2. Bestimmung des Schwangerschaftsalters

Es konnte von uns festgestellt werden, daß mit der älter werdenden Gravidität der Uterus und der Fruchtsack ein kontinuierliches Wachstum zeigen. Die Abbildungen 4–11 zeigen dieses kontinuierliche Wachstum des Uterus und des Fruchtsackes. Der bis zur 12. Schwangerschaftswoche auf dem Bildschirm des Ultraschallgerätes sichtbare Fruchtsack wird ausgemessen,

2.2. Timing of pregnancy

The authors have found that growing age of gravidity is accompanied by continuous growth of both uterus and amniotic sac. This process of continuous growth of uterus and amniotic sac is shown in Figs. 4 to 11. The amniotic sac will be visible on the screen of the ultrasound unit up to the twelfth week of gravidity. Its dimensions are determined and taken as a measure by which to

und von seiner Größe kann auf die Schwangerschaftswoche geschlossen werden. Die Messung der größten Durchmesser erfolgt durch den im Sichtgerät eingebauten Raster.

Zur Verfeinerung der Methode haben wir die Abstände mit einem standardisierten Nomogramm abgegriffen. Wir haben für jede Schwangerschaftswoche einen Durchschnittswert errechnet und die Standardabweichungen bestimmt. Man erkennt einen etwa linearen Anstieg der Durchschnittswerte, wie sie in Abbildung 12 dargestellt sind.

Dies bedeutet, daß die Größenzunahme des Fruchtsackes etwa gleichmäßig erfolgt. Der von Kratochwil (1968) und anderen Untersuchern beschriebene Nachweis eines Fruchtsackes kann unseren Ergebnissen nach also zur Bestätigung des Schwangerschaftsalters herangezogen werden. Diese Tatsache hat ihre besondere Bedeutung bei der Risikoschwangerschaft mit der Konsequenz einer rechtzeitigen Überwachung und bei Anträgen auf Schwangerschaftsunterbrechung zur Feststellung, ob eine Schwangerschaftsdauer von 12 Wochen erreicht oder überschritten ist.

assess the week of gravidity. The largest diameter is measured through a grid incorporated in the display unit.

The authors have scanned the distances by means of a standardized nomogram in an attempt to improve the sensitivity of the method. An average value was calculated for each week of gravidity, and standard deviations were determined. The rise of average values, as given in Fig. 12, may be seen to be somewhat linear. This means that the amniotic sac tends to grow at a balanced and, more or less, uniform rate. Detection of an amniotic sac, as described by Kratochwil (1968) and other authors, consequently, may be used for timing of gravidity age, according to the authors' own results. This fact may be of particular importance when it comes to high-risk gravidity with the need for early supervision. It may be important also in dealing with applications for interruption of pregnancy, if it is necessary to know whether the twelve-week limit has been reached or exceeded.

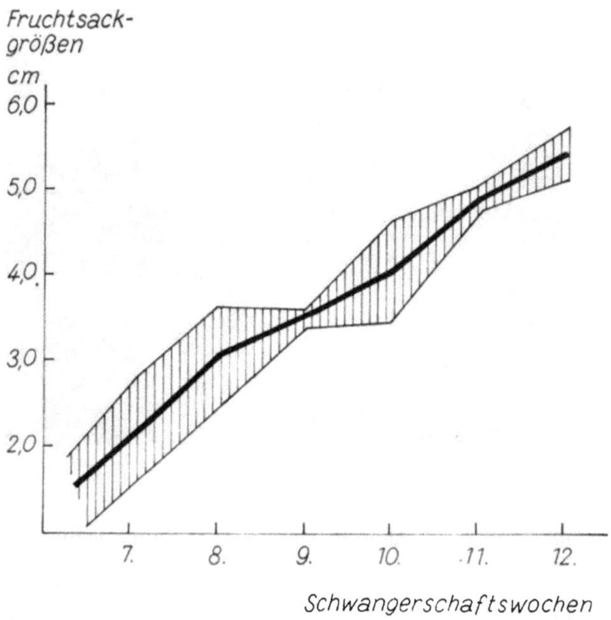

Standardabweichung $s = \sqrt{\frac{(x-m)^2}{(n-1)}}$

7. Woche : $s = \sqrt{0{,}42} = 0{,}648$
8. Woche : $s = \sqrt{0{,}41} = 0{,}641$
9. Woche : $s = \sqrt{0{,}04} = 0{,}063$
10. Woche : $s = \sqrt{0{,}40} = 0{,}633$
11. Woche : $s = \sqrt{0{,}02} = 0{,}142$
12. Woche : $s = \sqrt{0{,}113} = 0{,}336$

Abb. 12
Fruchtsackgrößenbestimmung (Durchmesser). Mittelwertkurve mit Standardabweichung.

Fig. 12
Dimensional determination of amniotic sac (diameter); mean value curve with standard deviation.

2.3. Differentialdiagnose der gestörten Frühschwangerschaft

Die klinische Bedeutung der Ultraschalldiagnostik bei der Abortproblematik ist ebenfalls groß. B. STEEL (1969) stellte fest, daß Vaginalblutungen in der Frühschwangerschaft aus den verschiedensten Gründen ein größeres Problem als Blutungen in der Spätschwangerschaft darstellen. STEEL glaubt, daß sich die Ultraschallmethode als wirksam erwiesen hat und zu einer korrekten Diagnose bei Blutungen in den ersten drei Monaten beiträgt. Seine Aussagen unterstützen unsere Erfahrungen, daß das Ultraschallverfahren zur Differenzierung der Aborte, aber auch zur Klärung seltener Befunde, wie z. B. Blasenmole, beitragen kann.

2.3. Differential diagnosis of abortive disorders in early weeks of pregnancy

Ultrasonic diagnosis is of great clinical importance in the context of abortion. B. STEEL (1969) found that for most various reasons the problem of vaginal haemorrhage in early gravidity is much more serious than that of bleeding in advanced gravidity. STEEL feels that ultrasound has proved to be an efficient method for correct diagnostic elucidation of bleeding during the first three months. His findings seem to support the authors' own experience according to which ultrasonic diagnosis may be helpful in differentiating abortion, but also in elucidating rare findings, such as hydatidiform mole.

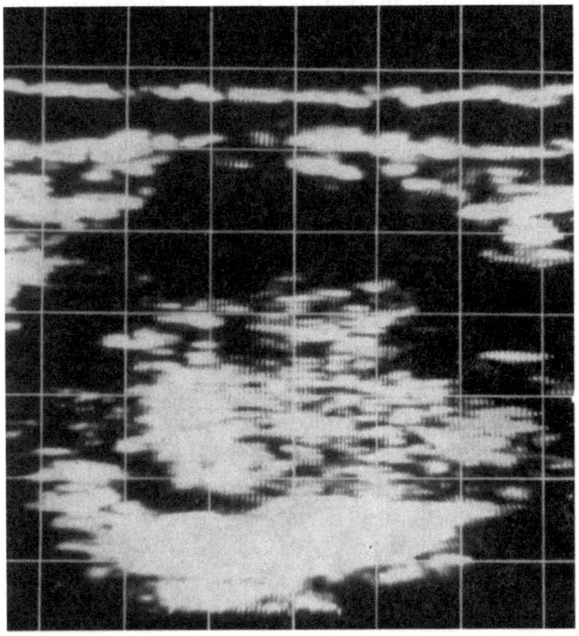

Abb. 13
Querschnitt in der 8. Schwangerschaftswoche. Klinische Diagnose Abortus incipiens. Fruchtsack im unteren Anteil des Bildes nicht mehr typisch dargestellt. Embryonale Echos dichter zusammengerückt. Aufnahme direkt über der Symphyse.

Fig. 13
Cross-section in eighth week of pregnancy; clinical diagnosis of incipient abortion; amniotic sac in lower part of image no longer typically represented; higher density of embryonic echoes; focus level directly above symphysis.

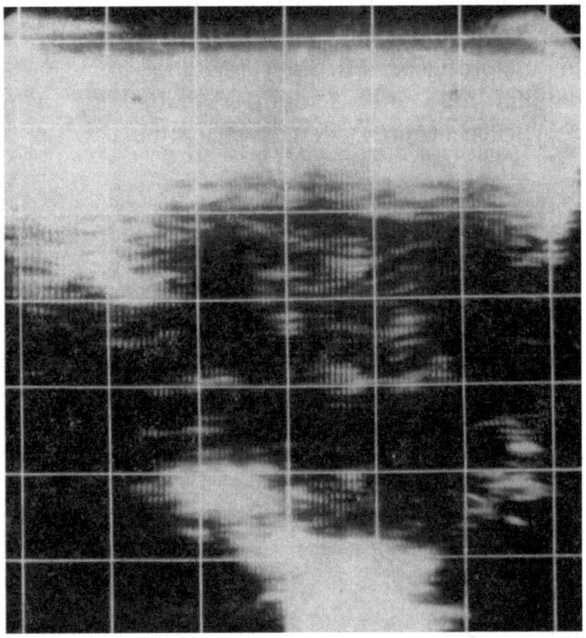

Abb. 14
Querschnitt bei Abortus incompletus. Einige embryonale Echos. Daneben Echos von Blutkoagula, welche ein diffuses Bild geben. Der Uterus ist noch vergrößert dargestellt. Die Hauptmasse der embryonalen Echos ist bauchdeckenwärts lokalisiert. Aufnahme 5 cm über der Symphyse (aus: SCHULTE, Zbl. Gynäk. 94 (1972)).

Fig. 14
Cross-section of a case of incomplete abortion; some scattered embryonic echoes; next to them echoes from blood clots giving diffuse image; uterus still enlarged; majority of embryonic echoes localized near abdominal wall; focus level 5 cm above symphysis (SCHULTE, Zbl. Gynäk. 94 (1972)).

Die Differentialdiagnose zwischen imminenten und incipienten Aborten hat erhebliche therapeutische Konsequenzen.

Wenn ein Abortus imminens vorliegt, dann ist in dem vergrößerten Uterus klar der Fruchtsack zu diagnostizieren und — als Beweis des embryonalen Lebens — die Herzaktion und andere Bewegungen. Bei einem Abortus incipiens sieht man zwar den Fruchtsack, auch embryonale Echos stellen sich dar, aber Herzaktion und Bewegungen fehlen. Daß es gerade bei dieser wichtigen differentialdiagnostischen Fragestellung eines geübten Untersuchers bedarf, unterstreicht NUSCH (1969). Fehldiagnosen können durch einen retroflektierten Uterus oder durch eine Extrauteringravidität entstehen. Die Fehlinterpretation bei einem retroflektierten Uterus

Differential diagnosis between imminent and incipient abortions has considerable therapeutic consequences.

In case of imminent abortion the amniotic sac will be clearly visible in the enlarged uterus, and evidence to embryonic life will be produced by cardiac action and other movements. In case of incipient abortion, on the other hand, the amniotic sac and embryonic echoes will be detectable but there will be neither cardiac action nor any other movement. The need for an experienced examiner in such decisive situations of differential diagnosis goes without saying and has been underlined by NUSCH (1969). Erroneous diagnosis may be caused by retroflexion of the uterus or extrauterine gravidity. Wrong interpretation in the case

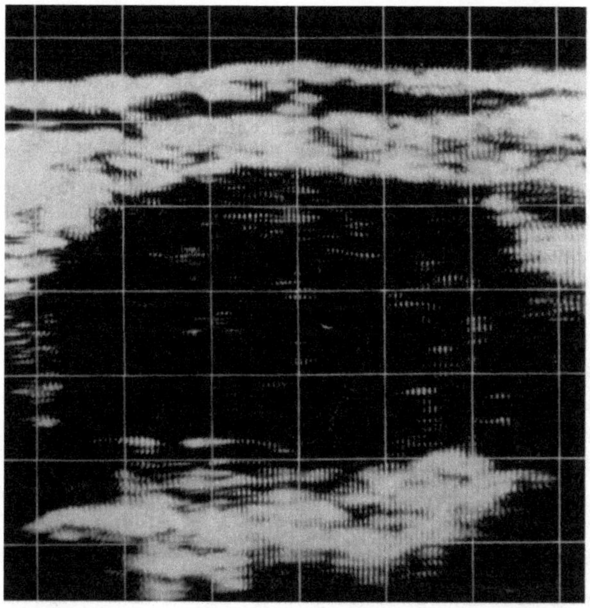

a

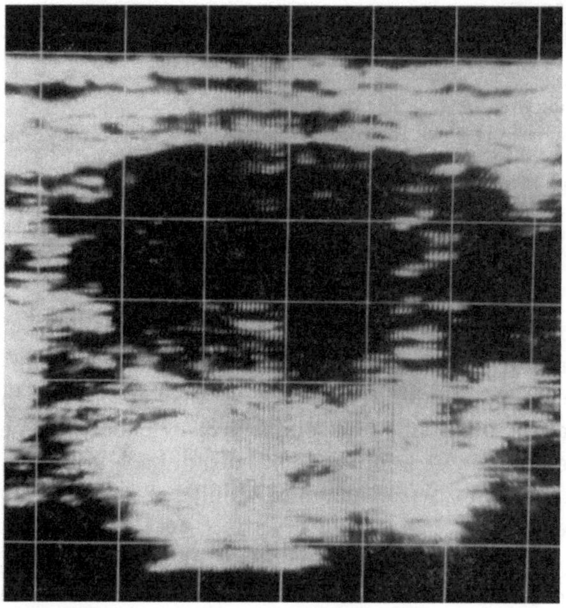

b

Abb. 15
Bilder von Abortus incompletus.

a) Querschnitt direkt über der Symphyse. Nur noch wenig diffuse Echos erkennbar, Uteruscavum noch vergrößert. Embryonale Echos und Echos von Blutkoagula über das gesamte Uteruscavum verteilt;

b) Querschnitt direkt über der Symphyse. Nicht sehr dichte Echos über das gesamte Uteruscavum verteilt. Eine Konzentration ist nicht zu erkennen;

Fig. 15
Images of incomplete abortion:

a) Cross-section taken directly from level just above symphysis; only few diffuse echoes still detectable; uterine cavity still enlarged; embryonic and blood clot echoes distributed over entire uterine cavity;

b) Cross-section taken directly from level just above symphysis; low-density distribution of echoes over entire uterine cavity; no concentration detectable;

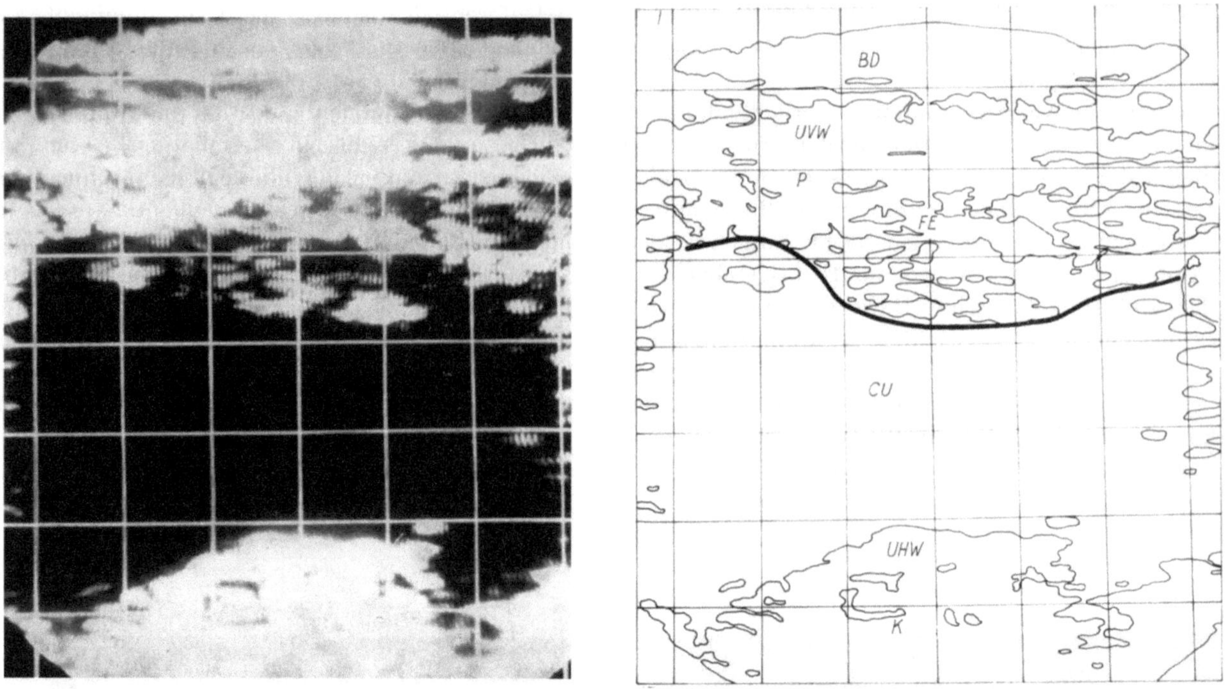

c c

Abb. 15c
Querschnitt 5 cm über der Symphyse. In dem vergrößerten Cavum nur noch wenige embryonale Echos an der Vorderwand.

Fig. 15c
Cross-section taken from level 5 cm above symphysis; only few embryonic echoes have remained on anterior wall of enlarged cavity.

kommt dadurch zustande, daß die Ultraschallwellen nur einen Teil des vergrößerten Uterus aufzeichnen und der Fruchtsack mit dem embryonalen Leben nicht auf dem Bildschirm erscheint. Diese Fehldiagnose kann jedoch zusammen mit dem klinischen Untersuchungsbefund ausgeschlossen werden.

Die Diagnose eines Abortus incompletus bzw. completus ist wesentlich leichter zu stellen. In dem vergrößerten Uteruscavum befinden sich nur noch wenige embryonale Anteile, meist nur Plazenta- oder Deziduareste und Blutkoagula. Oft sind diese Anteile an der Uterusvorderwand lokalisiert, können aber auch das ganze Cavum ausfüllen. Die Echos sind dann untypisch, es fehlt die Konturierung und vor allem jede Bewegung.

Beim Abortus completus erkennt man im Uteruscavum praktisch keine Echos mehr. Lediglich an der Vorderwand sind Konturen zu erkennen, die der Dezidua entsprechen dürften.

Die Frage, ob bei einem nicht termingerechten Wachstum des Uterus ein missed abortion vor-

of retroflexed uterus may be induced by the fact that only part of the enlarged uterus is recorded by the ultrasound waves, while the amniotic sac with embryonic life will not even appear on the screen. However, by including clinical examinations such erroneous diagnosis may be ruled out.

It is much easier to diagnose incomplete or complete abortion (Figs. 14 to 16). Usually, there will be only few embryonic fragments in the enlarged uterine cavity, most of them being placental or decidual residues and blood clots. These fragments often will be localized at the anterior wall of the uterus, but sometimes they are distributed throughout the entire cavity. Echoes then will be atypical, with no outlines and no movement at all.

No echoes will be recordable any longer from the uterine cavity in case of complete abortion. Detectable will be only outlines at the anterior wall, most likely related to the decidua.

Ultrasonic diagnosis also is suitable for answering the question whether or not delayed uterus growth

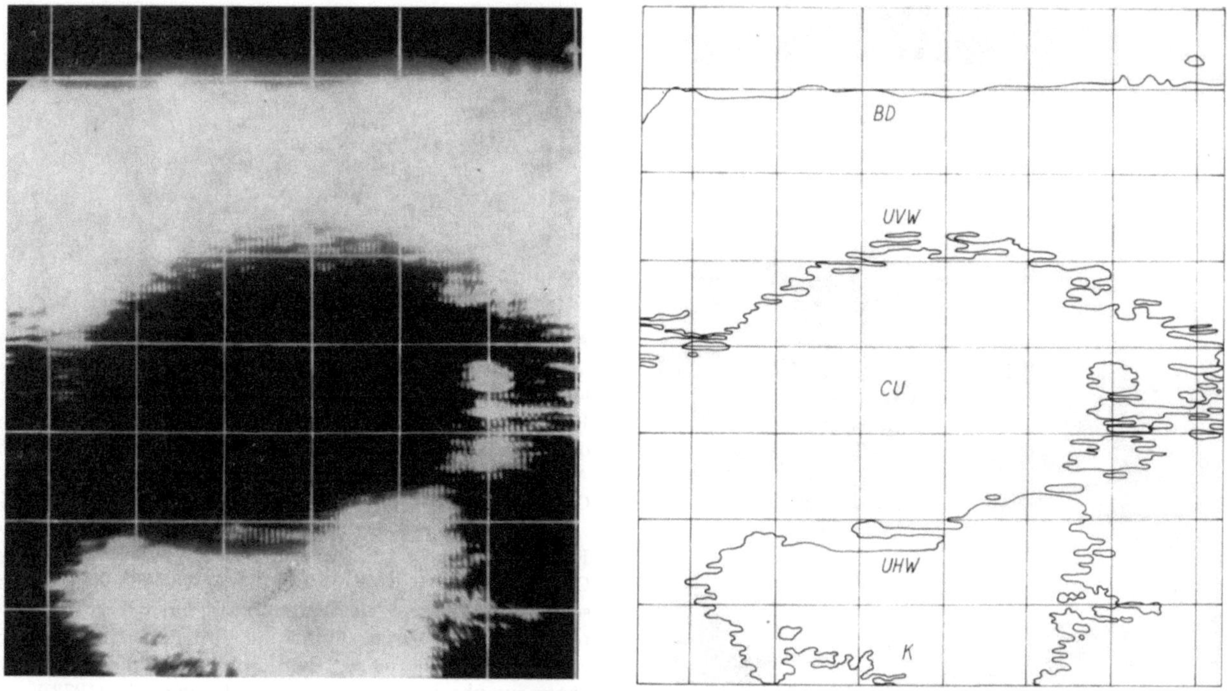

Abb. 16
Querschnitt bei Abortus completus. In dem vergrößerten Cavum sind keine enbryonalen Anteile mehr enthalten. Einige schwache Echos lassen sich als Uteruswand mit Deziduaresten deuten.

Fig. 16
Cross-section of a case of complete abortion; no embryonic fragments any longer contained in enlarged cavity; some weak echoes are present and may be interpreted as uterine wall with decidual residues.

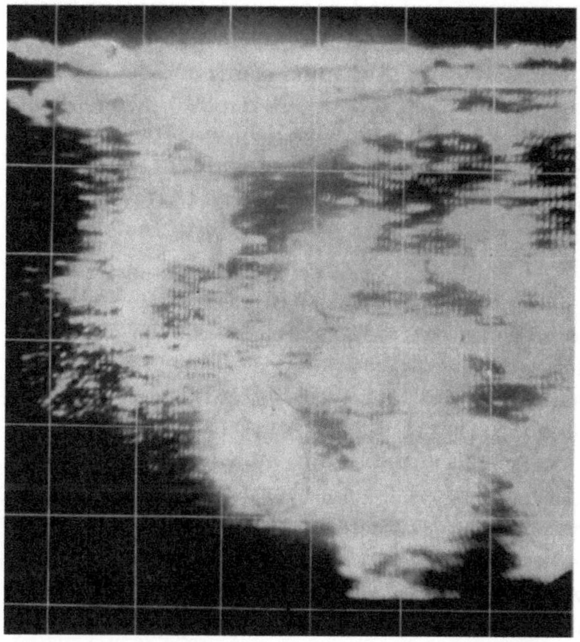

Abb. 17
Querschnitt bei missed abortion. Embryonale Echos sehr dicht und verklumpt. Ein Fruchtsack ist nicht mehr darstellbar. Fruchtwasseranteile nur noch sehr gering. Aufnahme 10 cm oberhalb der Symphyse (16 und 17 aus SCHULTE: Zbl. Gynäk. 94 (1972)).

Fig. 17
Cross-section in a case of missed abortion; very dense and clotting embryonic echoes: no amniotic sac any longer detectable; amniotic fluid has almost gone; focus level 10 cm above symphysis (16 and 17 from SCHULTE, Zbl. Gynäk. 94 (1972)).

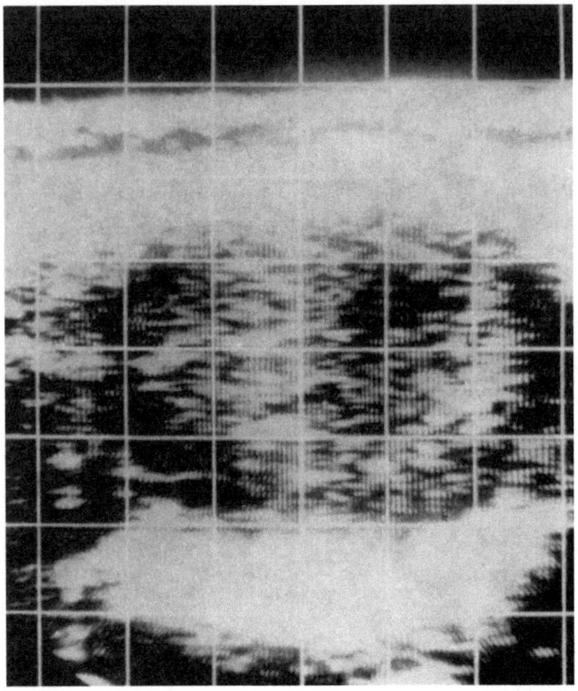

Abb. 18
Querschnitt bei einem provozierten Abort mittels Seifenlösung. In dem vergrößerten Uterus sind diffuse dichte Echos erkennbar, die jedoch nicht verklumpt sind. Sie nehmen das ganze Cavum ein. Ein Fruchtsack ist nicht zu erkennen. Aufnahme direkt über der Symphyse (aus: SCHULTE, Zbl. Gynäk. **94** (1972)).

Fig. 18
Cross-section in a case of abortion provoked by means of soap solution; echeos dense and diffuse but not clotting detectable from enlarged uterus and distributed over entire cavity; no amniotic sac detectable; focus level directly above symphysis (from SCHULTE, Zbl. Gynäk. **94** (1972)).

liegt, kann auch mit der Ultraschalldiagnostik geklärt werden. Das Ultraschallbild zeigt hier ein typisches Aussehen. Es lassen sich dichte schallgebende Strukturen ohne Nachweis eines Fruchtsackes oder Embryos und wenig Fruchtwasseranteile differenzieren. Die embryonalen Echos können dabei das bereits erwähnte und in den verschiedenen Abbildungen deutlich erkennbare Aussehen haben, ohne jedoch Bewegungen zu zeigen. Es muß berücksichtigt werden, daß durch Darmbewegungen und Pulsschlag der großen Beckenarterien einschließlich der A. uterina der Uterus ständig gewisse Lageänderungen zeigt.

Im Unterschied zu den Bildern von Spontan-Aborten nimmt das Echogramm eines durch Einspritzung provozierten Abortes (Abb. 18) eine Sonderstellung ein.

Differentialdiagnostisch davon zu unterscheiden ist der Befund einer Blasenmole. Einige Autoren, wie DONALD (1963), NUSCH und NÖCKER (1971) haben das Aussehen einer Blasenmole mit dem Ultraschallverfahren beschrieben. Die Blasenmole zeigt, wie DONALD sagt, ein Schneegestöberbild, d. h. die schallgebenden Echos sind wie Schneeflocken im cavum uteri angeordnet. Die Beurteilung der Blasenmole ist schwer. Sie ist jedoch so charakteristisch, daß auch bei der Sel-

may indicate missed abortion. In such case, the ultrasonographic trace will be of typical appearance. Densely placed sound-producing structures may be differentiated, however, with no detactable amniotic sac or embryo and only few amniotic fluid components. In this context, the embryonic echoes may be clearly visible with an appearance depicted in several figures, but with no movement. However, it should be borne in mind that the uterus is continuously changing positions as a result of intestinal movement and pulsation of the greater pelvic arteries, including the uterine artery. The echogram of an injection-induced abortion will differ characteristically from images recorded from spontaneous abortion (Fig. 18).

Differential diagnosis is used to distinguish from the above findings a hydatidiform mole. The ultrasonic manifestation of hydatidiform mole has been described by DONALD (1963), NUSCH and NÖCKER (1971), and other authors. According to DONALD, hydatidiform mole looks like snowflurry, with the sound-producing echoes being arranged like snowflakes in the uterine cavity. Assessment of hydatidiform mole is difficult, but even with all rareness of this picture almost safe ultrasonic diagnosis will be possible for its

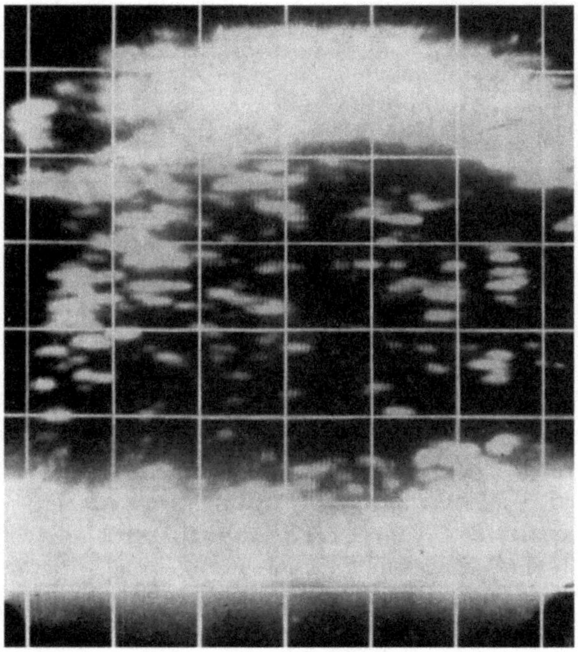

a

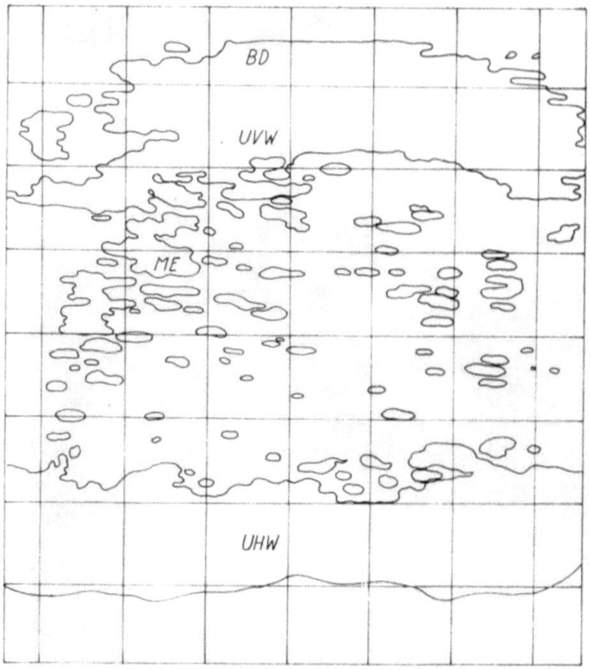

a

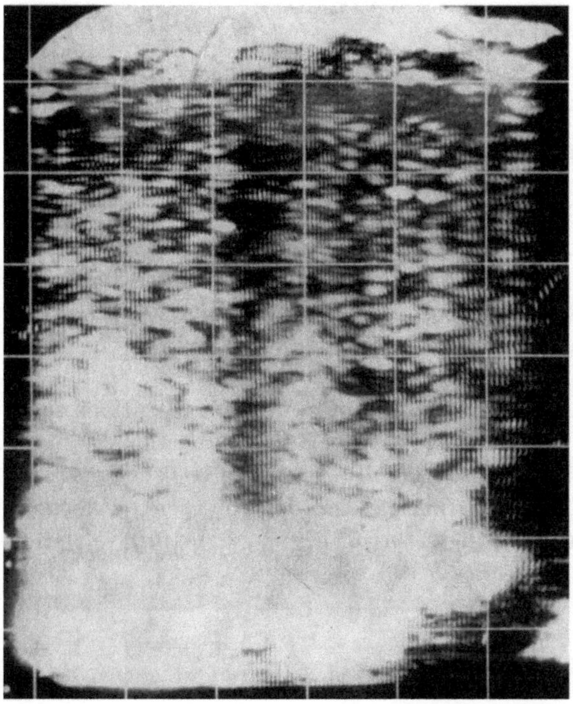

b

Abb. 19

a) Querschnitt bei Blasenmole. Flockenförmig angeordnete Echos („Schneegestöber") im ganzen Uteruscavum. Keine Konzentration von Echos. Kein Fruchtsack erkennbar. Aufnahme direkt über der Symphyse;

b) Querschnitt bei Blasenmole; wie im Bild 19a flockenförmig angeordnete Echos, nur hier noch sehr viel dichter.

Fig. 19

a) Cross-section of a case of hydatidiform mole; echoes in floccular arrangement (snow flurry) throughout uterine cavity; no concentration of echoes; no amniotic sac detectable; focus level directly above symphysis;

b) Cross-section of hydatidiform mole; floccular arrangement of echoes, like (19a) but with much higher density.

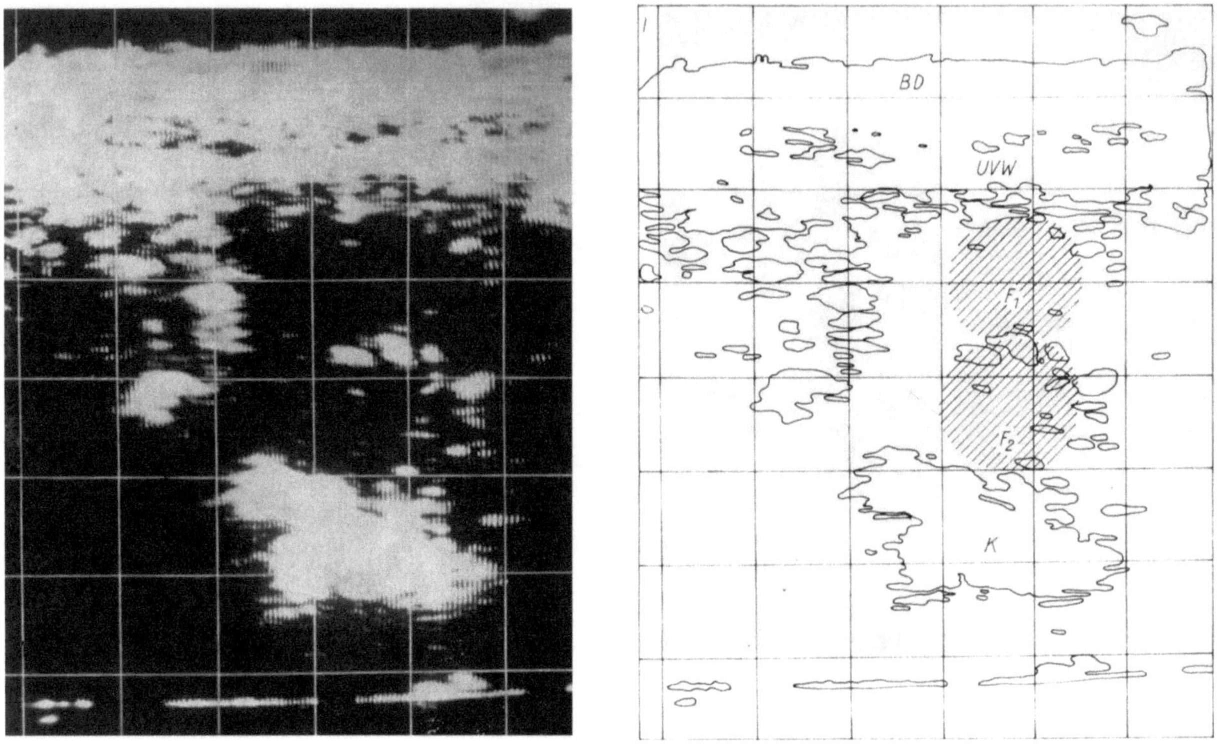

Abb. 20
Gemini in der 8. Schwangerschaftswoche. Querschnitt oberhalb der Symphyse. Es sind deutlich zwei Fruchtsäcke erkennbar.

Fig. 20
Twins in eight week of pregnancy; cross-section above symphysis; two amniotic sacs clearly visible.

tenheit des Vorkommens eine nahezu sichere Ultraschalldiagnose möglich ist. Wir übersehen 4 Fälle.

Als Besonderheit ist in Abbildung 20 eine Frühgravidität mit Gemini dargestellt. Praktische Bedeutung erlangt die Mehrlingsdiagnostik allerdings erst später und wird deshalb in einem anderen Kapitel behandelt.

Wir können allen diesen Überlegungen entnehmen, daß durch Heranziehen des Ultraschallbefundes bei der Abortdiagnostik in vielen Fällen die Indikation zur Therapie früher gestellt werden kann als mit den bisher angewendeten Methoden.

highly characteristic manifestation. The authors so far have dealt with four cases.

Early gravidity with twins is shown as a somewhat extraordinary picture in Fig. 20. Diagnosis of multiple pregnancy will not assume too much practical importance until gravidity has advanced further and, therefore, will be covered in one of the following chapters.

All the above findings and considerations seem to suggest that in many cases of abortion diagnosis ultrasonography will be superior to other methods so far used, in that the date of therapy decision can be brought forward.

3. Die Ultraschall-Feto-Amniografie

Während wir bis zur 12. Schwangerschaftswoche auf indirektem Wege, nämlich der Messung des Fruchtsackes — sozusagen der „Behausung" des Embryos — das Schwangerschaftsalter bestimmen können, erlaubt uns die Fruchtentwicklung jenseits der 12. Woche, Meßdaten direkt von den Feten zu entnehmen.

Beinahe exakt in der 12. Woche wird im Ultraschallbild der kindliche Kopf als fein konturiertes, rundes Echo sichtbar. Dieser Phase geht Ende der 10., bzw. in der 11. Woche eine Konturierung des Kopfes voraus, welcher sich im Ultraschallbild

3. Ultrasonic foeto-amniography

While the age of pregnancy can be indirectly determined up to the twelfth pregnancy week by measuring the amniotic sac, say, the "case" of the embryo, embryonic development after that date will be such that variables may be measured directly from the foetus.

The foetal head will become visible as a subtly outlined round echo in the ultrasonographic trace almost exactly in the twelfth week. Towards the end of the tenth or in the eleventh week, this phase will be preceded by outlining of the head which will first appear in the ultrasonographic

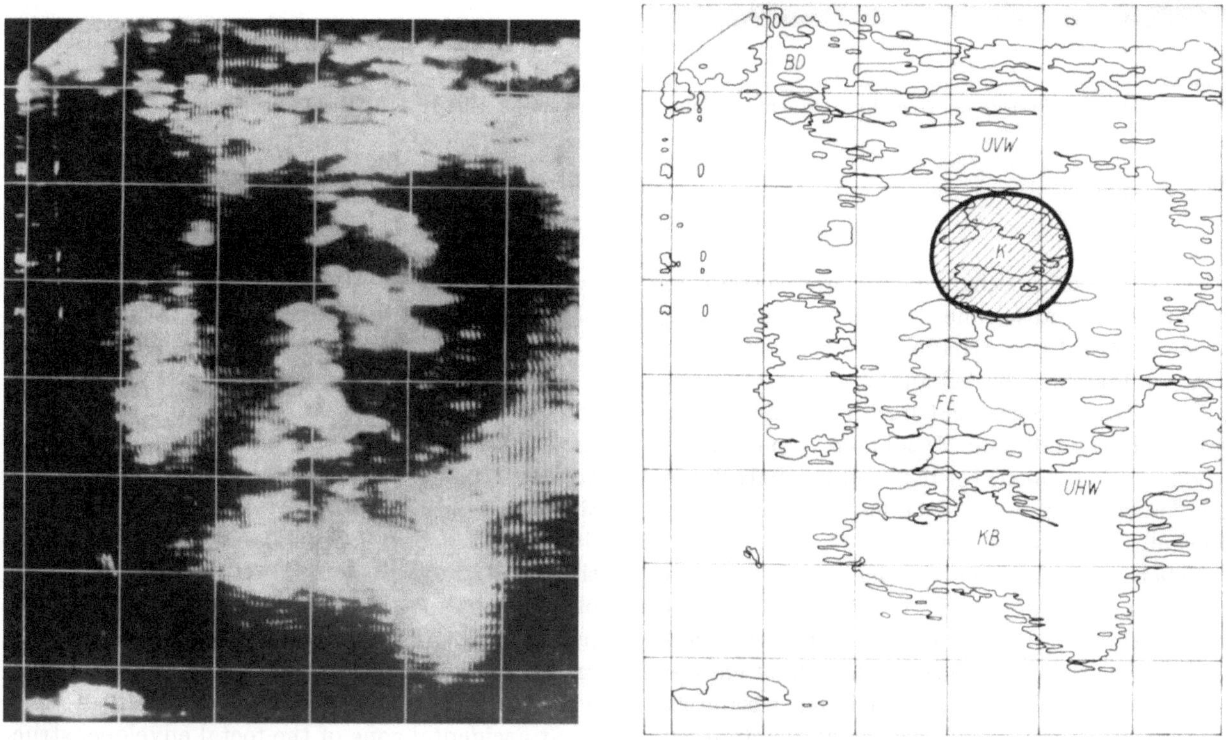

Abb. 21
Längsschnitt in der 12. Schwangerschaftswoche. Fetale Kopfechos voll ausgebildet. Daneben Rumpfechos. Aufnahme in der Mittellinie.

Fig. 21
Longitudinal section in twelfth week of pregnancy; fully developed echoes from foetal head and, next to these, truncal echoes; recorded from median line.

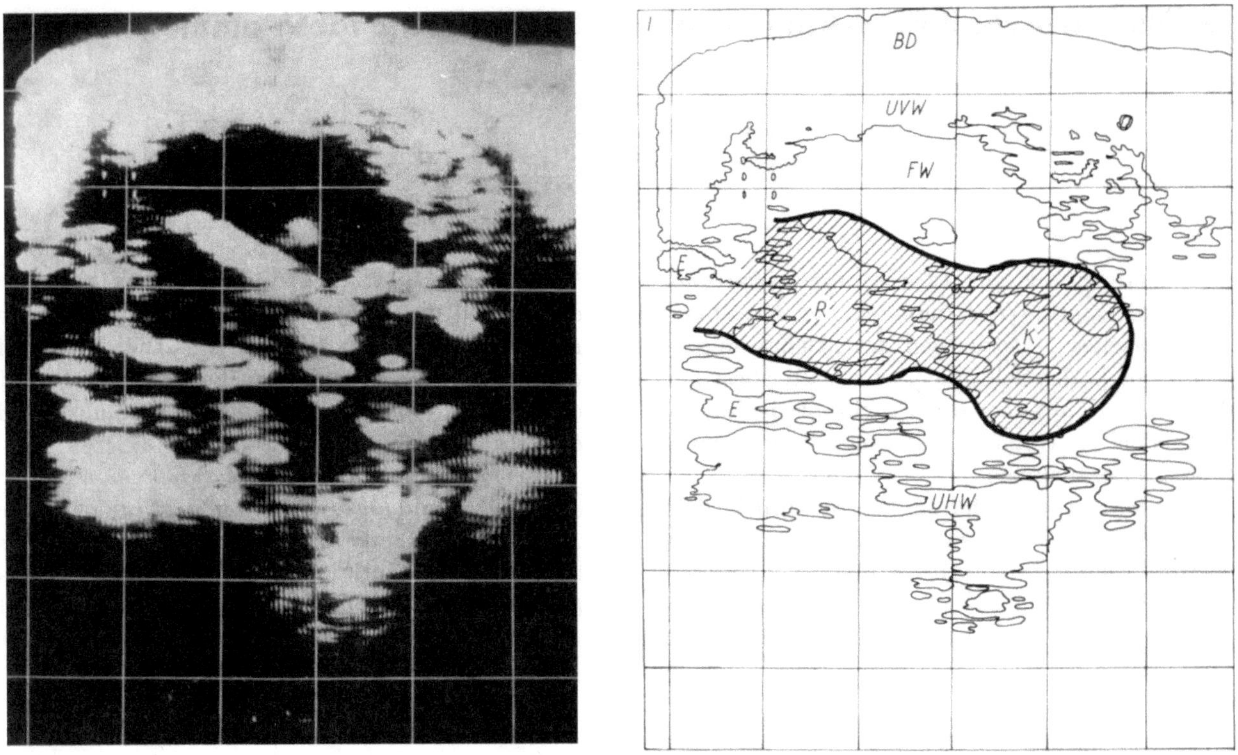

Abb. 22
Querschnitt 5 cm oberhalb der Symphyse. Frucht im Ganzen dargestellt. 13. bis 14. Schwangerschaftswoche.

Fig. 22
Cross-section 5 cm above symphysis; whole foetus represented; 13th or 14th week of pregnancy.

als kugliger, echoreicher, noch etwas verschwommener Bezirk abzeichnet. Binnen weniger Tage werden die diffusen Schädelechos randbetont und zeigen schließlich die bekannten Kalottenechos.

Diese Tatsache ist nicht nur bedeutsam für den Erhalt eines kindlichen Meßobjektes, sondern, wie schon erwähnt, auch bei der exakten Berechnung der Tragzeit im Falle einer gewünschten Unterbrechung (12-Wochen-Grenze).

Neben der Darstellung des fetalen Kopfes werden im Verlaufe der Schwangerschaft auch andere Teile der Frucht immer differenzierbarer. Während wir in der Frühschwangerschaft embryonale Echos noch isoliert, scheinbar zusammenhanglos, beobachten und die Herzaktion an irgend einer Stelle der Fruchthöhle sichtbar wird, bildet in höherem Schwangerschaftsalter die Frucht eine Einheit mit Kopf, Körper (mit Herzaktion) und Extremitäten (mit Bewegungen).

Die Fetografie beschäftigt sich also mit der Entnahme und Bewertung von Meßgrößen der Frucht

trace as a spherical, high-echo, still somewhat blurred region. More edge pronunciation of these diffuse cranial echoes will develop within few days, followed eventually by clear-cut calvarial echoes.

This phenomenon is important not only to foetal measurement as a whole, but, more particularly, to high-accuracy calculation of pregnancy timing, if interruption is desired (twelve-week limit). In the course of pregnancy representation of the foetal head will be followed by differentiability of additional parts of the embryo. While the early period of pregnancy still is characterized by apparently isolated, unconnected embryonic echoes, with cardiac action becoming visible in a somewhat accidental zone of the foetal envelope, structures will be more clearly pronounced in advanced pregnancy, with the embryo forming a unity with head, trunk (with cardiac action), and extremities (with movements).

Hence, foetography (or foetometry) is concerned with measurement and evaluation of foetal para-

jenseits der 12. Schwangerschaftswoche (als Fetometrie bezeichnet) und mit einer darüber hinaus gehenden Gesamtbeurteilung der Leibesfrucht. Lage, Haltung und Einstellung, die Relation der Größe und der Beschaffenheit der einzelnen Kindsteile zueinander und die Beurteilung der Fruchtwassermenge gehören ebenso dazu wie die Einschätzung von Echoqualitäten, z. B. bei Mißbildungen oder abgestorbener Frucht. Es ist also mit zunehmender Erfahrung des Untersuchers eine Optimierung in der Aussage von Ultraschalluntersuchungen zu erwarten.

meters beyond the twelfth week of gravidity and with more comprehensive assessment of the foetus as a whole. Also included are assessment of presentation, posture, and engagement, relations between size and condition of all foetal parts, judgement of amniotic fluid quantity, and evaluation of echo quality to elucidate abnormal conditions, such as malformation or foetal death. Therefore, increasing optimisation of information obtainable from ultrasonic examination may be expected along with growing experience of the examiner.

3.1. Meßgrößen

Das markanteste Echo in der geburtshilflichen Diagnostik ist das des kindlichen Schädels. Während es in den frühen Schwangerschaftswochen noch als kreisrundes Echobild erscheint, nimmt es gegen Ende der Schwangerschaft mehr die Form eines Ovals oder einer Ellipse an. Die Messung der Schädelbreite darf als klassisches Maß sowohl in der A-Bild- als auch in der B-Bild-Diagnostik zur

3.1. Measured variables

The echo reflected from the foetal skull is the most strongly pronounced echo in obstetric diagnosis. It is a circular echo pattern in the early weeks of pregnancy and more oval or elliptic in advanced pregnancy. Measurement of cranial with is considered in both A-scan and B-scan diagnosis a classical criterion by which to determine gravidity age (cephalometry).

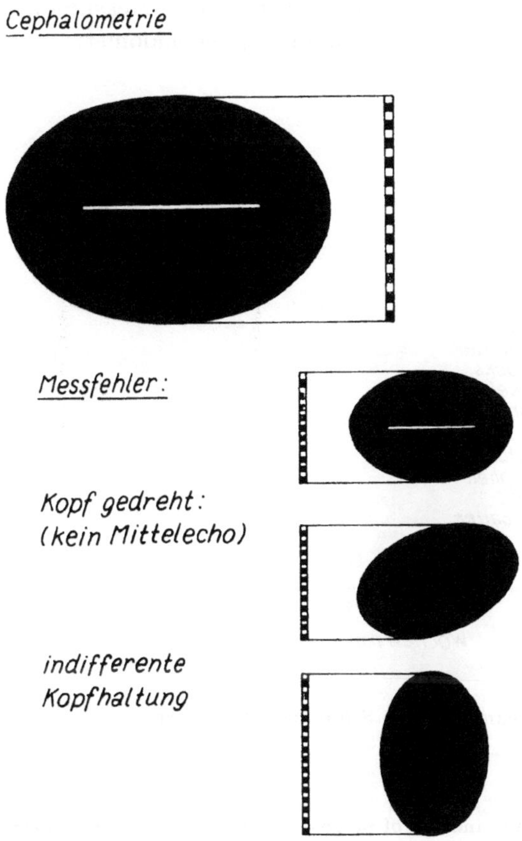

Abb. 23
Messung des biparietalen Abstandes und Möglichkeiten der Fehlbestimmung.

Fig. 23
Measurement of biparietal distance and possible risks of wrong determination.

Bestimmung des Schwangerschaftsalters gelten (Cephalometrie).

Die Messung des biparietalen Schädeldurchmessers erlaubt uns, das Schwangerschaftsalter einigermaßen genau zu bestimmen. Bei der Abnahme des Maßes soll das Mittelecho deutlich dargestellt sein. Indifferente Schädelhaltungen oder Messungen in der ,,falschen Ebene" des kindlichen Kopfes führen zu Fehlberechnungen.

Nicht immer ist das Mittelecho deutlich erkennbar, in anderen Fällen trotz aller Bemühungen überhaupt nicht aufzufinden. Die in derartigen Situationen zu erwartenden Fehlmessungen sind aber nicht so groß, um nicht trotzdem noch relativ genaue Tragzeitberechnungen anstellen zu können. Bei Wiederholung der Messung unter günstigeren Bedingungen sind Feinkorrekturen angezeigt.

Über Erfahrungen bei Anwendung und Wertung des biparietalen Schädeldurchmessers liegt eine Vielzahl von Untersuchungen vor. In Abbildung 24 ist das Verhältnis des biparietalen Durchmessers zur Schwangerschaftsdauer in Wochen post menstruationem dargestellt. Erstaunlich ist die Ähnlichkeit des Kurvenverlaufes bei allen Untersuchern. Auch unsere Untersuchungen passen sich übereinstimmend in diese Darstellung ein. Die Messung des biparietalen Schädeldurchmessers

Gravidity age may be determined with quite satisfactory accuracy by measurement of the biparietal cranial diameter. Measurement is complete, if the central echo is clearly represented. Indifferent positions or postures of the skull or measurement in the "wrong plane" of the foetal head will lead to erroneous calculation.

There are cases in which the central or median echo is not clearly detectable, and sometimes it is not detectable at all, in spite of all effort made for its manifestation. However, erroneous measurement, likely to result from such situations, will not be excessive, and gestational period still can be calculated with fair accuracy. Additional correction for minor errors should be undertaken, when measurement is repeated under more favourable conditions.

Experience in using and evaluating biparietal cranial diameter is backed by a comprehensive record of examinations. Fig. 24 gives the ratio between biparietal diameter of the skull and duration of pregnancy, expressed in weeks after the last menses. There has been striking similarity between all curves so far described by different examiners, and the authors' own results are also in fair agreement with all to them. Measurement of biparietal cranial diameter (cephalometry) is a

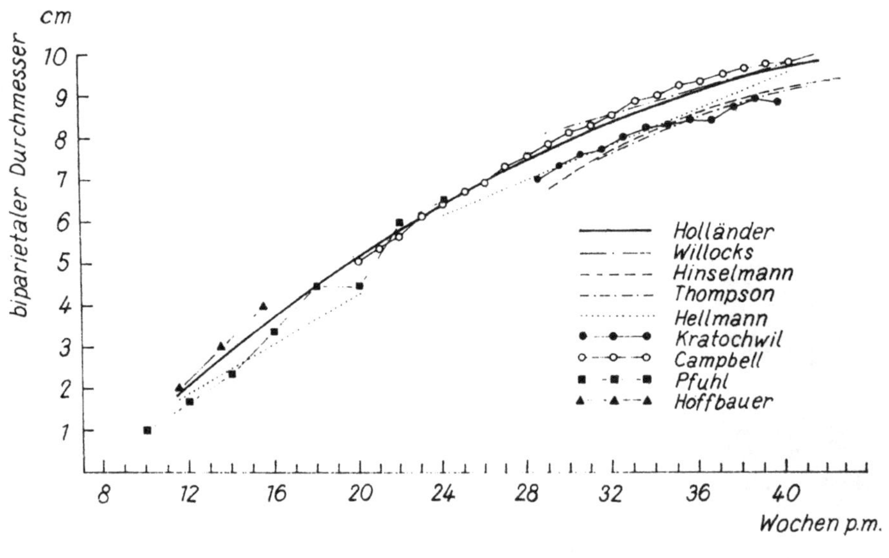

Abb. 24
Graphische Darstellung des Verhältnisses von biparietalem Schädeldurchmesser zum Schwangerschaftsalter (nach HOLLÄNDER).

Fig. 24
Graphic representation of relationship between biparietal skull diameter and age of pregnancy (according to HOLLÄNDER).

(Cephalometrie) ist durch seine Stabilität und die Geringfügigkeit der Irrtumsmöglichkeit ein zuverlässiger Parameter für die Errechnung der Tragzeit und wird auch in Zukunft vorherrschend sein.

Neben der Frage nach dem Schwangerschaftsalter ist die Möglichkeit zur Berechnung des zu erwartenden Geburtsgewichtes gegeben. Die Voraussage des Geburtsgewichtes ist für den Geburtshelfer und den Neonatologen in vieler Hinsicht von Bedeutung (Frühgeburt, Retardierung, hydropische Entwicklung, vorzeitige Geburtseinleitung bei Diabetes mellitus und Rh-Inkompatibilität u. a.).

Unsere und die allgemeinen Erfahrungen bei Anwendung von Meßwerten der Cephalometrie zeigten, daß dieser Parameter allein nicht allen Anforderungen gerecht wird. Deshalb bestand unser Anliegen darin, weitere Meßgrößen zu entwickeln, die

reliable parameter by which to calculate the gestational period for its stability and small potential error, and it will play a major role also in future.

The possible information thus obtainable will be related not only to pregnancy timing, but also to calculated birth weight. Prediction of birth weight may be important for the obstetrician and neonatologist for many reasons (premature delivery, retardation, hydropic development, induced premature labour in cases of diabetes mellitus or Rh incompatibility, etc.).

The authors' and other experience so far obtained from using cephalometric variables have suggested that this parameter alone will not meet all demands. The authors of this Atlas, therefore, have tried to devise additional measurement variables which may be used in birth weight prediction. In following up pregnant diabetics it

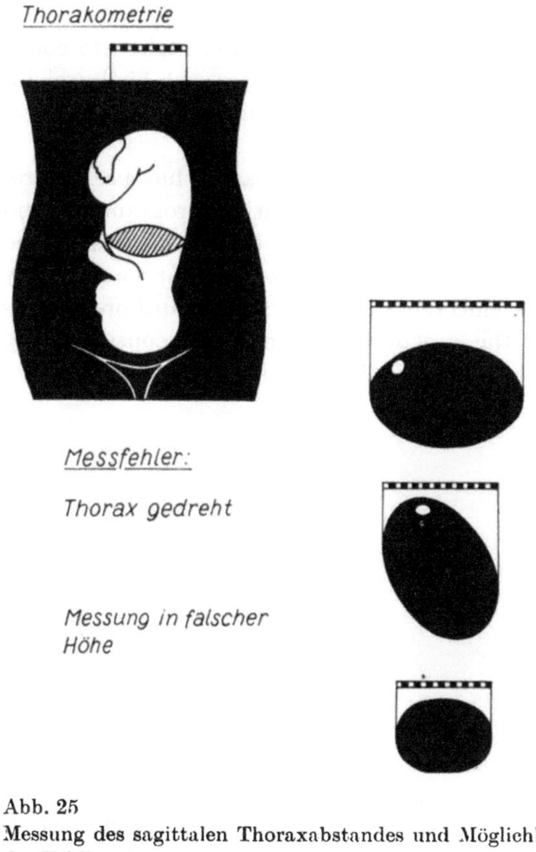

Abb. 25
Messung des sagittalen Thoraxabstandes und Möglichkeiten der Fehlbestimmung.

Fig. 25
Measurement of saggital thorax spacing and possible risks of wrong determination.

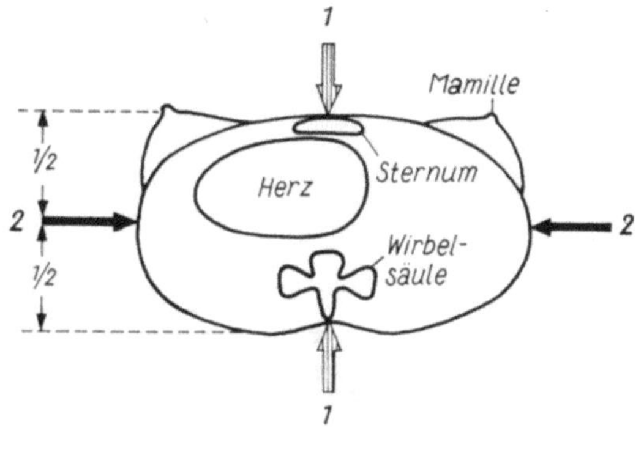

Abb. 26
Lokalisation der Punkte zum Abgreifen der Thoraxdurchmesser.

Fig. 26
Localization of the points for measurement of the diameter of thorax.

bei der Errechnung des Geburtsgewichtes hinzugezogen werden können. Bei der Beobachtung diabetischer Schwangerer fiel uns auf, daß die Thoraxkonturen solcher Kinder im Ultraschallbild deutlich von denen normalentwickelter abwichen. Ihre Kontur wurde immer dichter und dicker, d. h. „speckiger", und zwar mit zunehmendem Schwangerschaftsalter. Diese Korrelation zwischen Kopf- und Thoraxentwicklung veranlaßte uns, künftig bei allen Untersuchungen den Thorax mit auszumessen (Thorakometrie, Bayer et al. 1972).

Die Anwendung dieses neuen Parameters erforderte zunächst eine größere Untersuchungsreihe an Neugeborenen, um den günstigsten Abgreifpunkt am kindlichen Thorax zu ermitteln. Nach Korrelationsberechnungen verschiedener Messungen im Thoraxbereich ergab sich mit dem günstigsten Korrelationskoeffizienten der sagittale Thoraxdurchmesser in Höhe der kindlichen Mamillarlinie, die wir im Ultraschallbild etwa in Höhe der Herzaktion annehmen können.

Erste Messungen zeigten bei dem Vergleich des sagittalen Thoraxdurchmessers zum Geburtsgewicht eine gewisse Linearität des Kurvenverlaufes mit allerdings noch beachtlicher Streubreite.

Inzwischen ist dieses Maß bei uns in die Routineuntersuchung eingeführt und mit der Perfektionierung der Untersucher die Streubreite eingeschränkt worden. Wir halten eine isolierte Betrachtung für nicht ausreichend, sehen aber in der Anwendung der Thorakometrie eine echte Bereicherung und Ergänzung der Cephalometrie bei der weiteren Ein-

was noted that the ultrasonographic thoracic outlines of foetuses clearly deviated from those with normal development. In these cases, foetal thorax outlines tended to grow more compact and thicker, i.e. "lardaceous", along with advancing pregnancy. This correlation between head and thorax developments prompted the authors to include thorax measurement in all further examinations (thoracometry, Bayer et al. 1972).

Introduction of the new parameter called for extended series of examinations of newborns, with the view to finding and localising the most favourable scanning point of the foetal thorax. Several measurements were made of the thoracic region and correlated by calculation, with reference being made to the most favourable correlation coefficient. The sagittal thorax diameter, somewhat on the level of the infantile mammillary line which may be assumed, ultrasonographically, to coincide approximately with the level of cardiac action, was established as an optimum point of approach.

Preliminary measurements were taken to correlate the sagittal thorax diameter with birth weight. The curves were somewhat linear, yet, with sizeable scatter.

In the meantime, this measure has been introduced in the authors' routine programme, and growing experience of the examiners has helped to reduce scatter. While isolated approach in any way is sincerely rejected by the authors of this Atlas, the use of thoracometry is considered by them a method really complementary to cephalo-

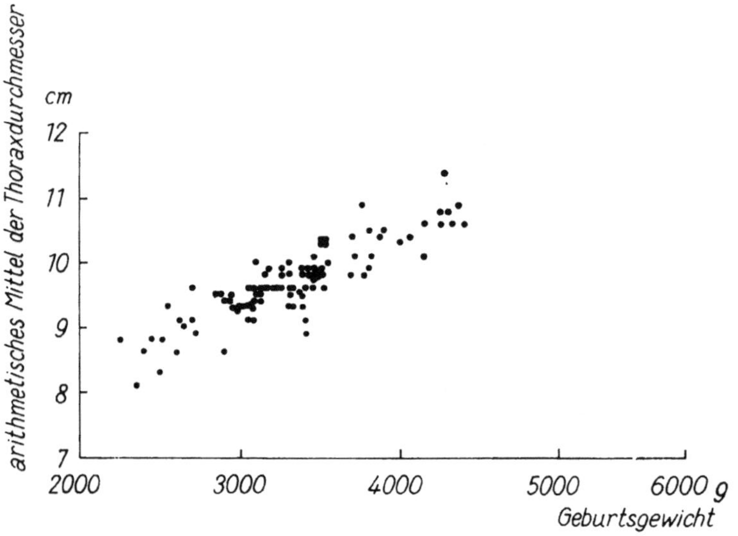

Abb. 27
Verhältnis des Thoraxdurchmessers zum Geburtsgewicht.

Fig. 27
Relationship of the diameter of the thorax and the fetal birth weight.

engung der Fehlerbreite bei der Bestimmung des Schwangerschaftsalters und des Geburtsgewichtes.

Darüber hinaus sind spezielle Fragestellungen in bezug auf intrauterine Fehlentwicklungen möglich geworden. Zur weiteren Verbesserung der Zustandsdiagnostik haben wir uns mit der Bestimmung der Stammlänge des Feten beschäftigt. Die Messung der Schulter-Steiß-Länge im Ultraschallbild ist technisch möglich, setzt beim Untersucher jedoch Einfühlungsvermögen und technische Perfektion voraus (Trunkometrie; lat. truncus = Stamm; Prenzlau et al. 1973).

Zur Ermittlung der Stammlänge fahren wir mit dem Schallkopf das mütterliche Abdomen längs der kindlichen Achse ab. Die erste Markierung am Meßgestänge des Schallkopfes erhalten wir beim Verschwinden des Schädelechos (Schulter), die zweite beim Verschwinden fetaler Stammechos (Steiß). Die Differenz beider Meßwerte ergibt die

metry for more precise determination of both pregnancy timing and birth weight.

There are more specific problems which have become solvable with regard to intra-uterine malformation. The autors have dealt also with assessment of foetal trunk length in a bid for further improvement of general conditions diagnosis. Technically, ultrasonographic measurement of shoulder-breech length is possible, but it will require from the examiner subtle understanding, most careful approach, and technical perfection (truncometry; Prenzlau et al. 1973).

Trunk length may be determined by scanning with a transducer the mother's abdominal region along the foetal axis. The first indication at the measuring rod of the transducer will be obtained together with the disappearance of the cranial echo (shoulder), the second one, when the foetal trunk echo is fading away (breech). The difference be-

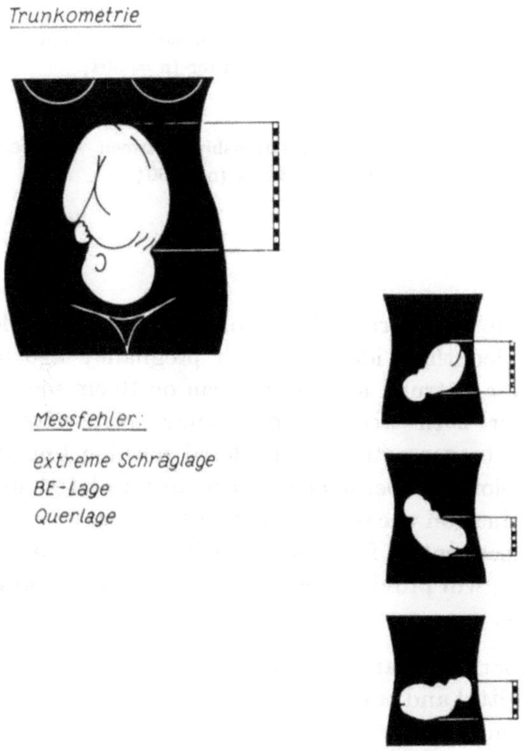

Abb. 28
Messung des Schulter-Steiß-Abstandes und Möglichkeiten der Fehlbestimmung.

Fig. 28
Measurement of shoulder-breech distance and possible risks of wrong determination,

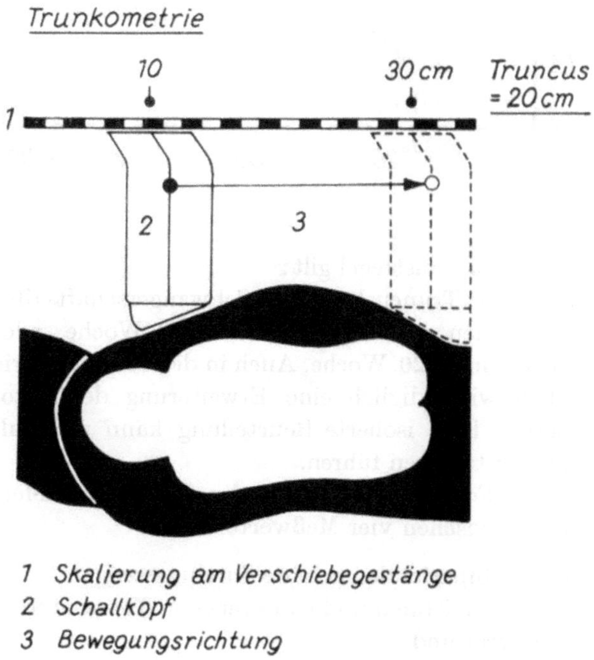

Abb. 29
Schematische Darstellung der Meßtechnik bei der Bestimmung der Schulter-Steiß-Länge.

Fig. 29
Diagram of measuring method to determine shoulder-breech length.

Schulter-Steiß-Länge (Abbildung 29). Sie entspricht nicht der wahren Stammlänge, da die fast immer vorhandene Krümmung der kindlichen Wirbelsäule keine Berücksichtigung findet.

So waren auch die Erwartungen bei der Anwendung und Überprüfung dieser neuen Meßgröße nicht sehr hoch. Es ergaben sich aber nach Überwindung einiger technischer Mängel und differierender Messungen von Untersucher zu Untersucher schließlich doch verwertbare Resultate. So zeigt Abbildung 30 eine deutliche Linearität in der Punktgraphik. Die Streubreite ist noch zu groß. Jedoch läßt sich auch hier sagen, daß Routine und Korrektheit bei der Messung die Streubreite reduzieren.

tween these two variables gives the shoulder-breech length (Fig. 29). It is not really identical with the true trunk length, since the foetal vertebral column is almost always curved, but this curvature is not considered in measurement.

Hence, no excessive expectations were associated with the trial and use of these new measuring instruments. Yet, after certain technical shortcomings and differences between examiners had been overcome, results were eventually obtained which turned out to be quite useful. Some linearity is clearly exhibited by the point graph in Fig. 30, but scatter still is too large. After all, experience and scrupulous approach to measurement will help to reduce scatter.

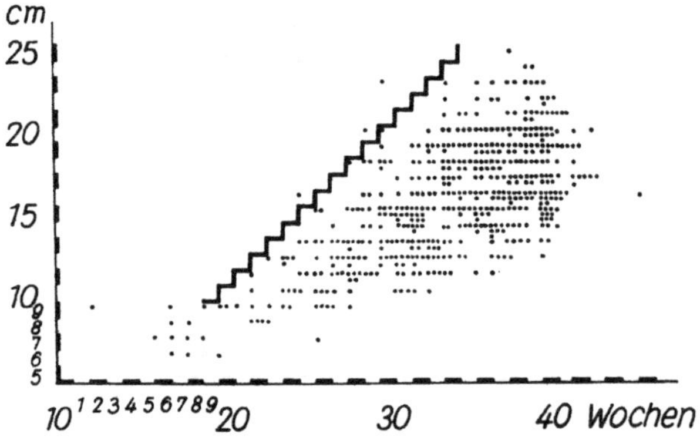

Abb. 30
Graphische Darstellung des Verhältnisses von Schulter-Steiß-Länge zum Schwangerschaftsalter (n = 504).

Fig. 30
Graphic representation of relationship between shoulder-breech length and age of pregnancy (n = 504).

Als grobe Faustregel gilt:
Doppelte Truncuslänge = Schwangerschaftsalter in Wochen, z. B. TL 20 cm = 40. Woche, oder TL 10 cm = 20. Woche. Auch in der Trunkometrie sehen wir lediglich eine Erweiterung der Fetometrie. Eine isolierte Beurteilung kann zu Fehlinterpretationen führen.

Die Fetometrie als Teil der Fetografie liefert uns inzwischen vier Meßwerte,

- den biparietalen Schädeldurchmesser,
- den sagittalen und transversalen Thoraxdurchmesser und
- die Stammlänge.

In einer umfangreichen Berechnung aller Parameter der Fetometrie zeichnen sich auf Grund unserer Untersuchungen Möglichkeiten ab, durch eine Formel Schwangerschaftsalter und Geburtsgewicht zu berechnen.

The following rule of thumb is proposed: Double trunk length is identical with pregnancy age in weeks, e.g. trunk length of 20 cm or 10 cm means 40th or 20th week of pregnancy, respectively. Again, truncometry is considered nothing but an expansion of foetometry, with any isolated use or evaluation necessarily leading to error.

Consequently, foetometry, being part of foetography, will provide now the following four parameters:

a) Biparietal cranial diameter;
b) Sagittal and transversal thorax diameter;
c) Trunk length.

The authors' own studies, seem to suggest that comprehensive calculation of all foetometric parameters and their incorporation in a code of practice may provide a profound foundation for determination of both pregnancy timing and birth weight.

3.2. Anwendung der Meßgrößen im Schwangerschaftsverlauf

3.2.1. Bestimmung des Schwangerschaftsalters

Die häufigste Fragestellung in der Ultraschallsprechstunde ist die nach dem Schwangerschaftsalter bei unklarem Geburtstermin.

In solchen Fällen kommen alle Meßgrößen der Fetometrie zur Anwendung. Im allgemeinen wird der Schallkopf bei der Graviden unmittelbar über der Symphyse aufgesetzt, die Kindslage bestimmt, und dann der Ultraschallapplikator orientierend über das gesamte Abdomen geführt. Stellung, Herzaktion, Bewegungen, Fruchtwasserseen und Lage der Plazenta werden dem Untersucher sichtbar. Zur Messung des biparietalen Schädeldurchmessers wird der Schallkopf über den Kopf des Kindes geführt, bis sich der Schädel maßgerecht im Monitorbild darstellt. Mit einem Meßstab wird der Durchmesser in cm abgelesen, (Abb. 31). Neben der Möglichkeit, das Schwangerschaftsalter in einer Kurve abzulesen, gilt für die Umrechnung in Schwangerschaftswochen ab 16. Woche folgende Faustregel:

Biparietaler Schädeldurchmesser $\times$ 4 = Schwangerschaftsalter in Wochen.

Das Abgreifen des sagittalen Thoraxdurchmessers erfolgt in ähnlicher Weise. Die richtige Abgreifhöhe ist dann erreicht, wenn im Thorax die Herzaktion deutlich sichtbar wird.

3.2. Use of measured variables to assess course of pregnancy

3.2.1. Timing of pregnancy

The most common question asked by visitors of the "public ultrasound consultations" is that for pregnancy age, if the expected date of birth is uncertain.

In such cases, all variables of foetometry will have to come in. Generally, the transducer will be applied just over the symphysis of the gravida to determine foetal presentation. Then, the entire abdomen will be scanned by means of an ultrasonic applicator for general orientation and to reveal to the examiner foetal engagement, cardiac action, movements, amount of amniotic fluid, and position of the placenta. Biparietal cranial diameter is measured by scanning the transducer over the foetal head until the skull is represented in true scale on the monitor screen. The diameter, given in cm, is read by means of a measuring rod (Fig. 31). Generally, pregnancy age may be read from a curve, but, beginning with the 16th week, conversion to pregnancy weeks may be done by the following rule of thumb:

Biparietal cranial diameter $\times$ 4 = pregnancy age in weeks.

The sagittal thorax diameter is scanned in a similar way. Proper scanning level is reached as cardiac action in the thorax becomes clearly visible.

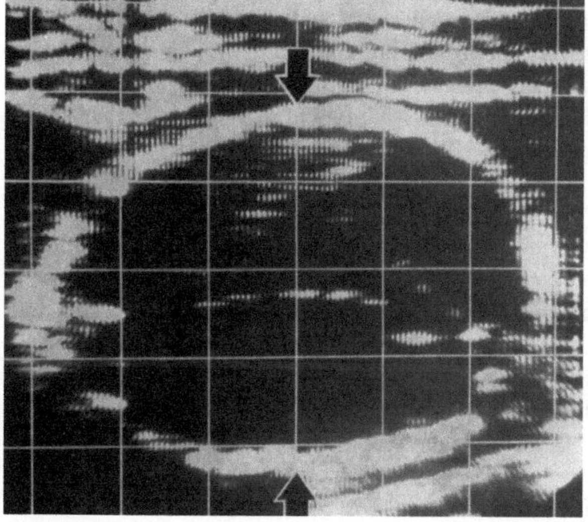

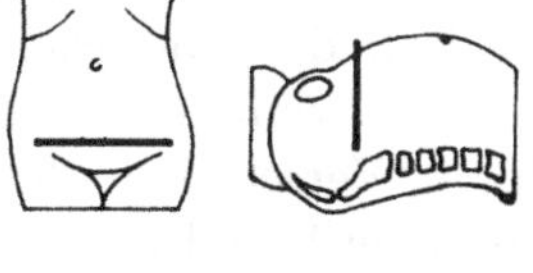

Abb. 31
Querschnittsaufnahmen oberhalb der Symphyse. Abgreifpunkte der Cephalometrie. Durchmesser 8,6 cm entsprechend 34. Woche. Im Bild oben Bauchdeckenechos, darunter Uterusvorderwand, dann die beiden Parietalechos (↑↓), dazwischen Mittelechos, ganz unten Uterushinterwand.

Fig. 31
Cross-sectional records above symphysis; scanning points for cephalometry; diameter of 8.6 cm corresponds to 34th week; echoes from abdominal wall in upper part of figure, with anterior wall of uterus underneath, and the two parietal echoes with median echoes between them (↑↓); posterior wall of uterus in extreme bottom.

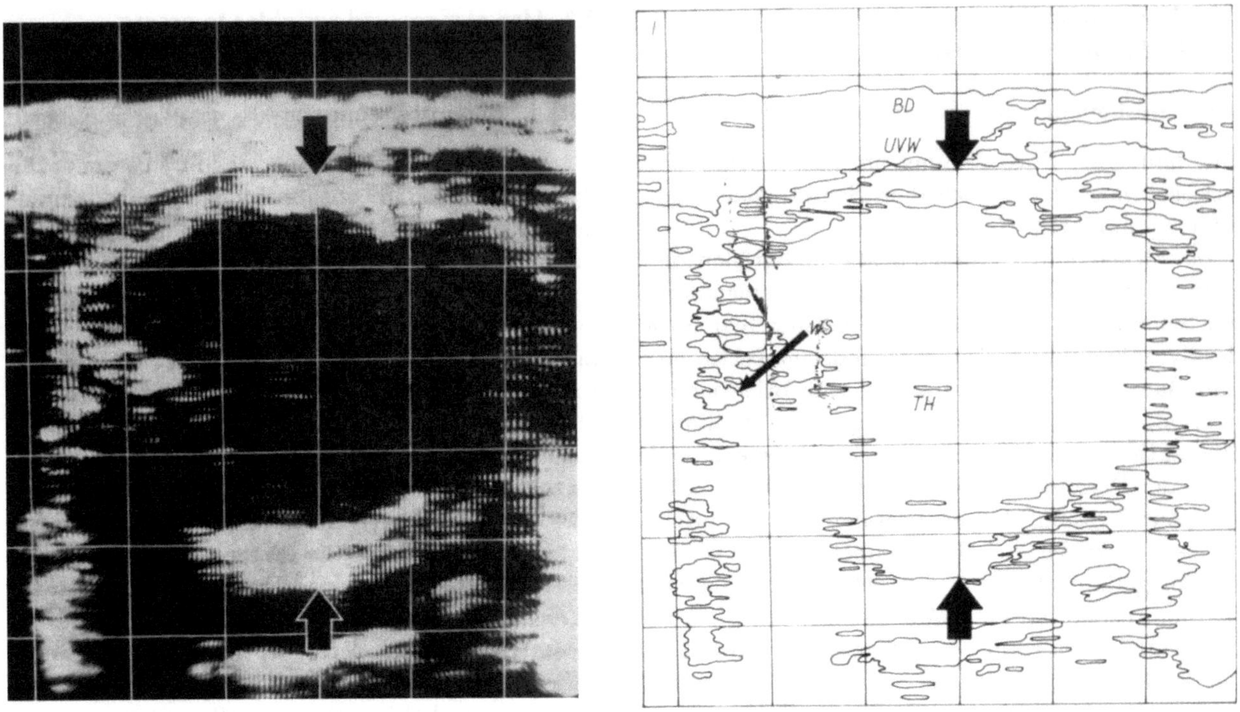

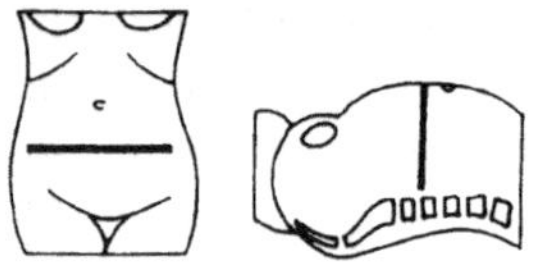

Abb. 32
Querschnitt unterhalb des Nabels. Abgreifpunkte der Thorakometrie. Durchmesser 9 cm entsprechend 38. Woche. Im Bild links ist in der Mitte das Wirbelsäulenecho zu erkennen.

Fig. 32
Cross-section below navel; scanning pounts for thoracometry; diameter of 9 cm corresponds to 38th week; echo from vertebral column in centre left.

Die Messung der Stammlänge ist bildlich nicht darstellbar. Abbildung 33 zeigt den seltenen Fall einer Querlage, auf der große Teile des kindlichen Stammes zu erkennen sind. Die Ermittlung der Schulter-Steiß-Länge ist durch Verschieben des Schallkopfes nach rechts – bis zum Verschwinden der Stammechos – möglich, Abbildungen 34–37 zeigen typische Schädelechos verschiedener Schwangerschaftsalter.

In Abbildung 38 sehen wir ein Schädelecho von abweichender Form. Das Mittelecho fehlt, das Oval ist sehr flach und der scheinbare biparietale Durchmesser (8,0 cm) entspricht nicht dem des tatsächlichen Schwangerschaftsalters (36 Wochen).

Die Ebene zur Abnahme des Schädelmaßes ist falsch gewählt und bedarf durch Verschieben des Schallkopfes der Korrektur.

Trunk length measurement can hardly be illustrated. Fig. 33 shows the rare case of a transverse presentation, with large parts of the foetal trunk being visible. Shoulder-breech presentation may be determined by moving the transducer to the right up to a point where the truncal echo will disappear. Typical cranial echoes recorded in different periods of pregnancy are shown in Figs. 34 trough 37.

The cranial echo shown in Fig. 38 is found to deviate from the normal. The median echo is missing; the oval is very flat, and the apparent biparietal diameter (8 cm) does not indicate the real pregnancy age which accounts for 36 weeks in this case.

Here, a wrong plane was chosen for cranial measurement, and the transducer must be shifted further for correction.

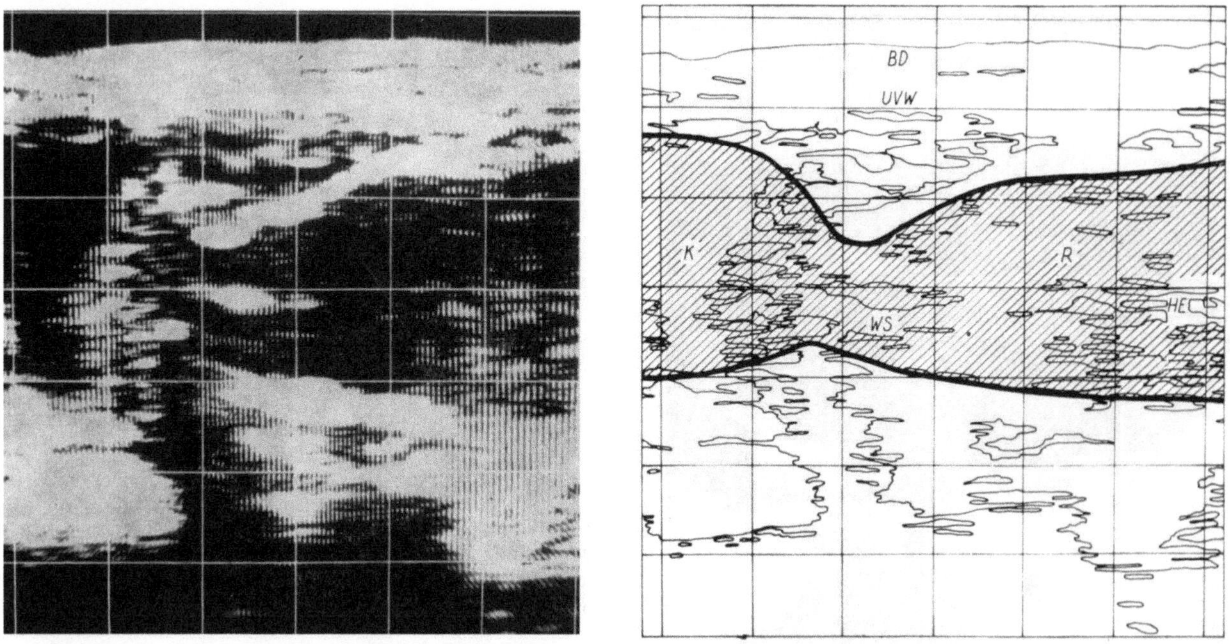

Abb. 33
Längsschnitt in der Mittellinie in der 28. Schwangerschftswoche. Links im Bild Schädelechos, rechts daneben kindlicher Thorax mit Herzecho.

Fig. 33
Longitudinal section in median line in 28th week of pregnancy; skull echoes, left; foetal thorax with cardiac echo right.

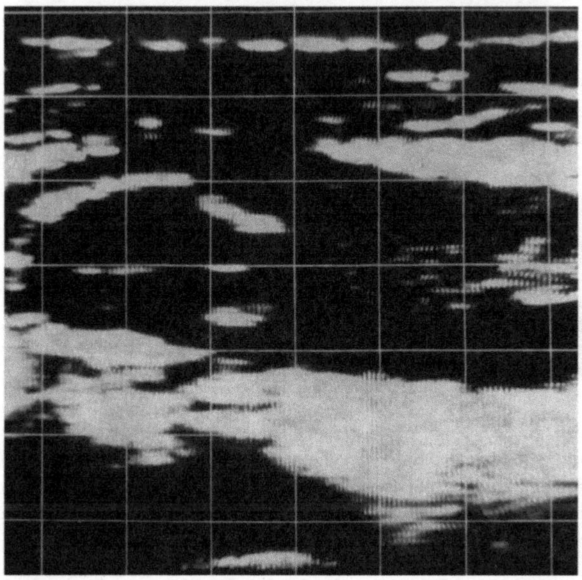

Abb. 34
Querschnitt oberhalb der Symphyse. Kopf mit Mittelecho. Biparietaler Durchmesser 4,3 cm entsprechend 17. Schwangerschaftswoche.

Fig. 34
Cross-section above symphysis; head with median echo; biparietal diameter of 4.3 cm corresponds to 17th week of pregnancy.

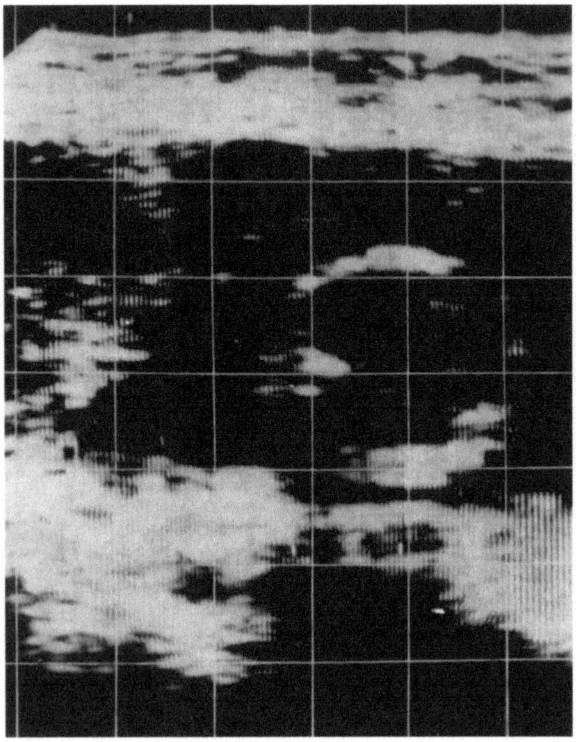

Abb. 35
Querschnitt zwischen Nabel und Symphyse. Kopf mit angedeutetem Mittelecho. Biparietaler Durchmesser 5,0 cm entsprechend 20. Schwangerschaftswoche.

Fig. 35
Cross-section between navel and symphysis; head with indicated median echo; biparietal diameter of 5 cm corresponds to 20th week of pregnancy.

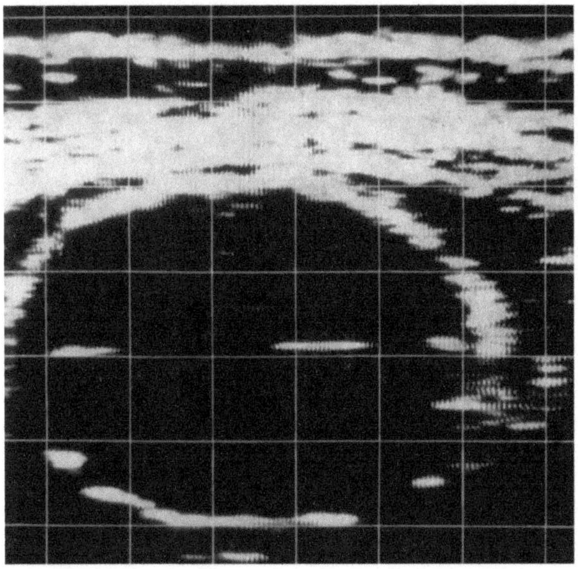

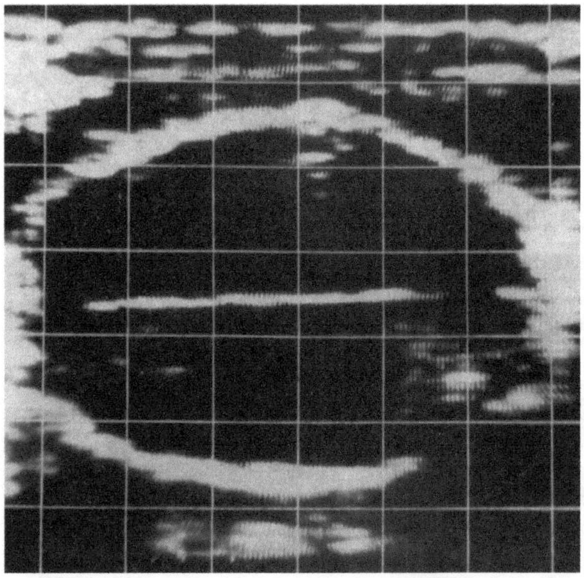

Abb. 36
Querschnitt oberhalb der Symphyse. Kopf mit deutlichem Mittelecho. Biparietaler Durchmesser 8,3 cm entsprechend 33. Schwangerschaftswoche.

Fig. 36
Cross-section above symphysis; head with indicated median echo; biparietal diameter of 8.3 cm corresponds to 33rd week of pregnancy.

Abb. 37
Querschnitt oberhalb der Symphyse. Kopf mit stark ausgeprägtem Mittelecho. Biparietaler Durchmesser mit 9,0 cm entsprechend 36. bis 38. Schwangerschaftswoche.

Fig. 37
Cross-section above symphysis; head with strongly marked median echo; biparietal diameter of 9 cm corresponds to stage between 36th and 38th week of pregnancy.

Befindet sich die Schwangere unter der Geburt (Wehentätigkeit) und hat der Kopf bereits mit seinem größten Durchmesser die Beckeneingangsebene passiert, erhalten wir veränderte Meßwerte. Unter der Wehe werden die Schallkonturen undeutlich und der Meßwert ist unzuverlässig (Abb. 39).

Different variables will be measured when confinement has begun (labour), with the widest diameter of the head having already passed the plane of the pelvic inlet. During labour the acoustic outlines will turn diffuse and give unreliable variables.

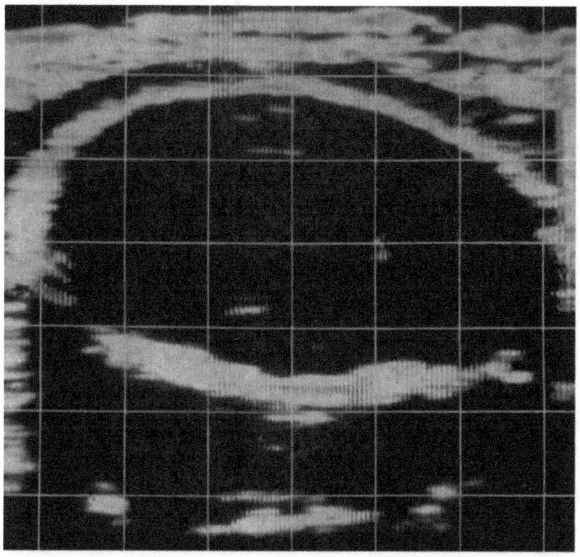

Abb. 38
Querschnitt oberhalb der Symphyse. Kopf zeigt kein Mittelecho und eine abgeplattete Kontur. Messung in „falscher Höhe". Durchmesser (nicht biparietal) 7,9 cm entspräche 32. Woche; tatsächliches Schwangerschaftsalter 38 Wochen.

Fig. 38
Cross-section above symphysis; head with no median echo but flattened outline; measurement at "wrong level"; diameter (not biparietal) of 7.9 cm would correspond to 32nd week, but actual age of pregnancy at time of examination was 38 weeks.

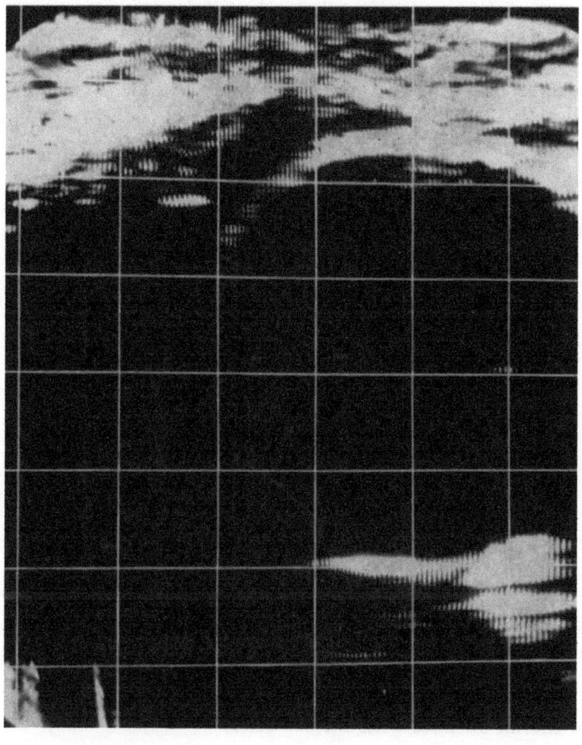

Abb. 39
Querschnitt dicht oberhalb der Symphyse während der Wehentätigkeit. Kopf mit angedeutetem Mittelecho. Biparietaler Durchmesser 10,2 cm.

Fig. 39
Cross-section just above symphysis during labour; head with indicated median echo; biparietal diameter 10.2 cm.

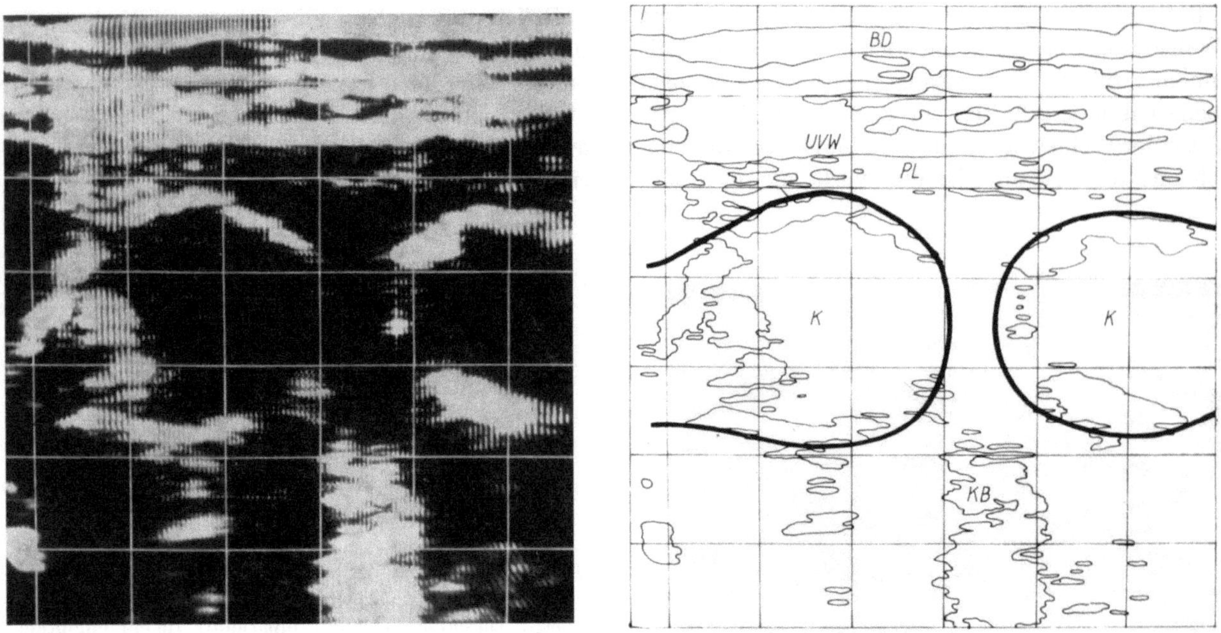

Abb. 40
Querschnitt oberhalb der Symphyse. Zwillinge in der 20. Schwangerschaftswoche. Beide in Schädellage.

Fig. 40
Cross-section above symphysis; twins in 20th week of pregnancy; both in vertex presentation.

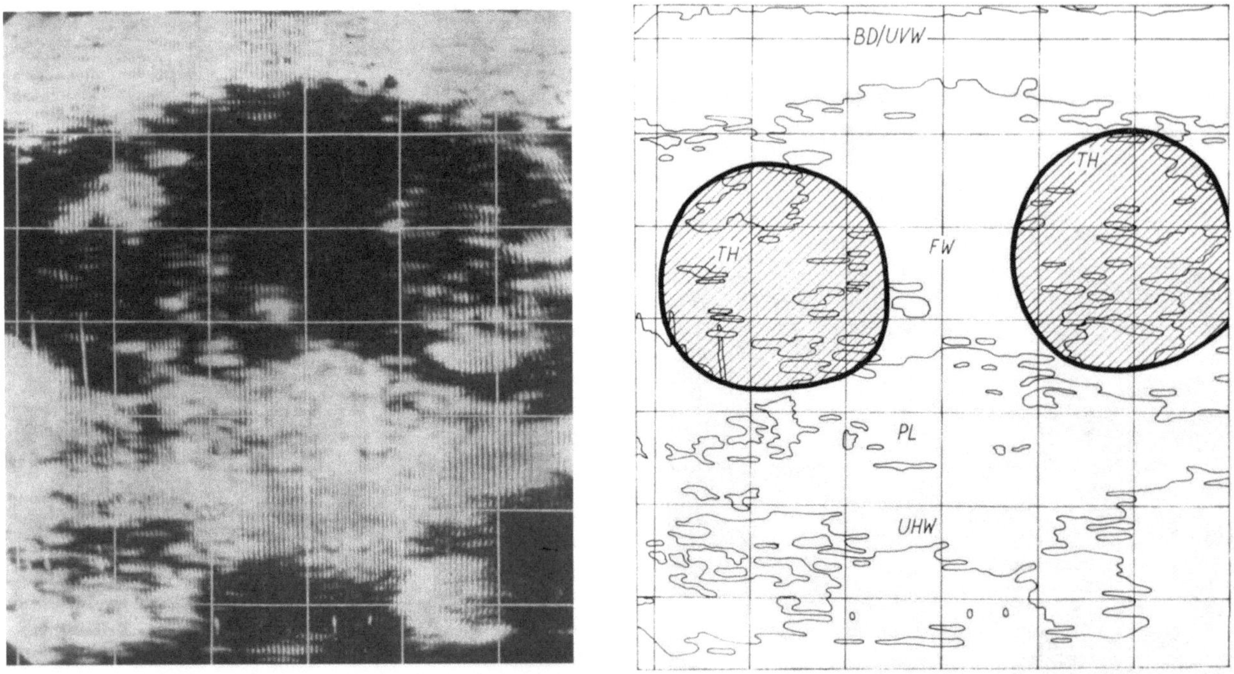

Abb. 41
Gleiche Patientin wie in Abbildung 40. Querschnitt oberhalb der ersten Aufnahme. Zweimal Thoraxkonturen mit Herzecho.

Fig. 41
Same patient as in Fig. 40; cross-section above first recording; two thorax outlines with cardiac echo.

Befindet sich der Kopf bereits im Beckeneingang, werden auch biparietal komprimierende Kräfte wirksam. In derartigen Fällen erlangen die Messung des Thoraxdurchmessers und der Stammlänge erhöhte Bedeutung.

3.2.2. Mehrlingsschwangerschaft

Das Erkennen einer Mehrlingsschwangerschaft ist bereits in der Embryonalphase durch Darstellung zweier oder mehrerer Fruchtsäcke möglich (s. Abb. 20). Mit dem Sichtbarwerden des kindlichen Kopfes im Ultraschallbild ist die Diagnostik aber bedeutend zuverlässiger.

Erfolgt die Erstuntersuchung jedoch am Ende der Schwangerschaft, sind Irrtümer und Fehldiagnosen möglich. Die Eindringtiefe des Gerätes (ca. 15 cm) setzt Grenzen in dem Falle, wo der zweite Zwilling hinter dem ersten liegt und Thorax oder Kopf im Monitorbild nicht erscheinen.

Das Optimum der sicheren Diagnostik liegt zwischen der 16. und 32. Schwangerschaftswoche.

Befinden sich beide Zwillinge in Schädellage, so gelingt es, beide Köpfe im Monitor gleichzeitig darzustellen (Abb. 40, 41, 42). Unmittelbar vor der Geburt ist die Feststellung der Mehrlingsschwangerschaft unter Berücksichtigung obengenannter Einschränkungen auch möglich. Neben der Posi-

Biparietally compressing forces will take effect when the head has proceeded to the pelvic inlet. In such cases, growing importance will be assumed by measurement of thorax diameter and trunk length (Fig. 39).

3.2.2. Multiple pregnancy

By visualization of two or more amniotic sacs, multiple pregnancy may be identified as early as in the embryonic phase (Fig. 20). Nevertheless, diagnosis will be much more dependable when the foetal head is visualized in the ultrasonographic trace.

However, erroneous diagnosis is possible, if first examination is not made until the terminal phase of pregnancy. In cases where twins are positioned behind one another, with the thorax or head of the second being hidden and not visible on the monitor screen, penetration depth of the instrument (ca. 15 cm) may be a limiting factor.

The optimum period for safe diagnosis is between the 16th and 32nd weeks of pregnancy.

If both twins are in vertex presentation, the two heads can be visualised simultaneously on the monitor screen (Figs. 40 through 43). Multiple pregnancy can be elucidated also immediately prior to delivery, however, with due consideration of

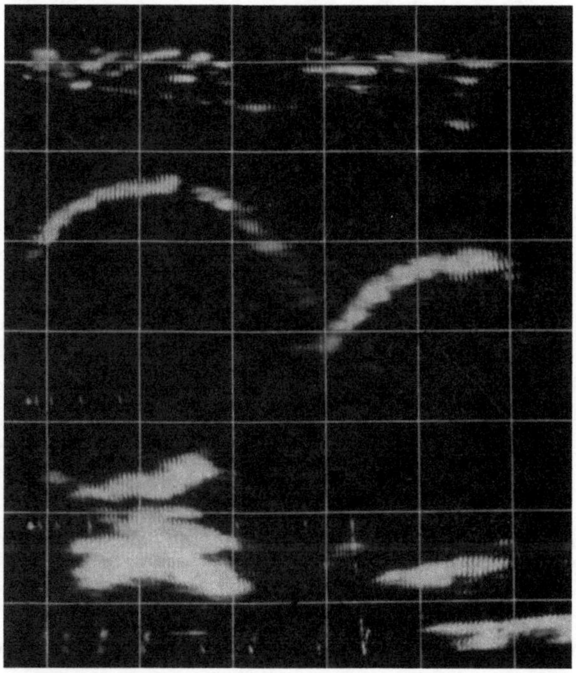

Abb. 42
Querschnitt oberhalb der Symphyse in der 28. Schwangerschaftswoche. Zwillinge in Schädellage.

Fig. 42
Cross-section above symphysis in 28th week of pregnancy; twins in vertex presentation.

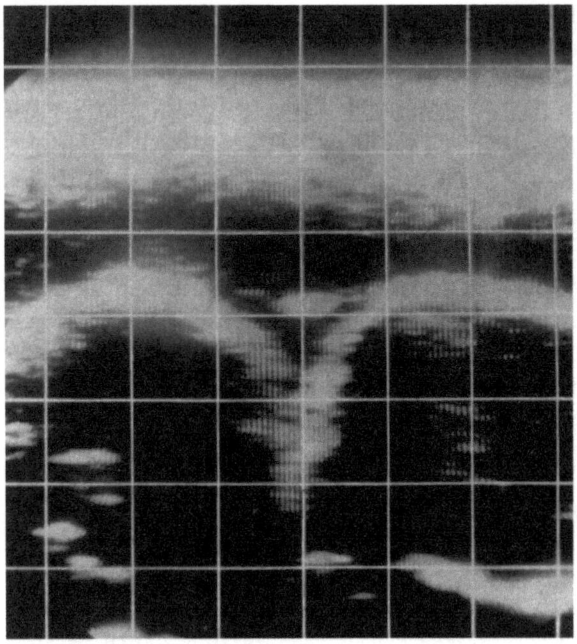

Abb. 43
Querschnitt oberhalb der Symphyse in der 36. Schwangerschaftswoche. Zwillinge in Schädellage. Biparietale Durchmesser I (links) 9,0 cm, II (rechts) 8,0 cm.

Fig. 43
Cross-section above symphysis in 36th week of pregnancy; twins in vertex presentation; biparietal diameter I (left, 9 cm), II (right, 8 cm).

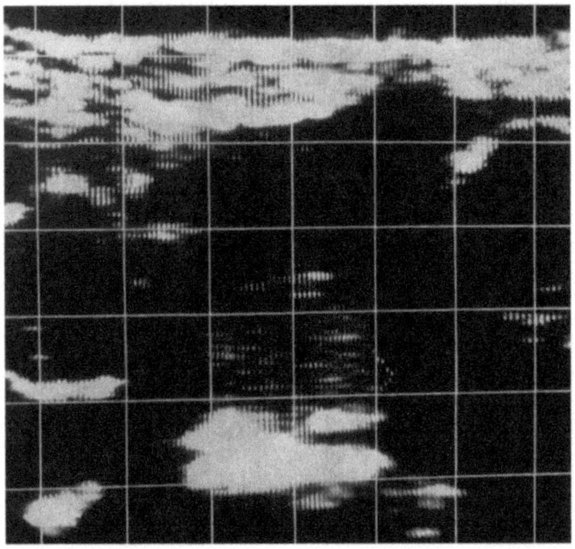

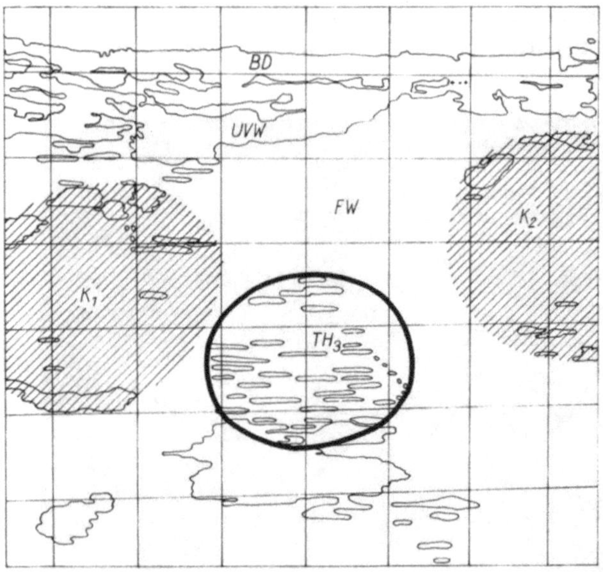

Abb. 44
Querschnitt zwischen Nabel und Symphyse in der 20. Schwangerschaftswoche. Drillingsschwangerschaft. Die beiden seitlichen Echos stammen von zwei Köpfen, in der Mitte des Bildes die Thoraxechos des dritten Feten.

Fig. 44
Cross-section between navel and symphysis in 20th week of pregnancy; triplets; two lateral echoes from two heads, one echo set in centre from thorax of third foetus.

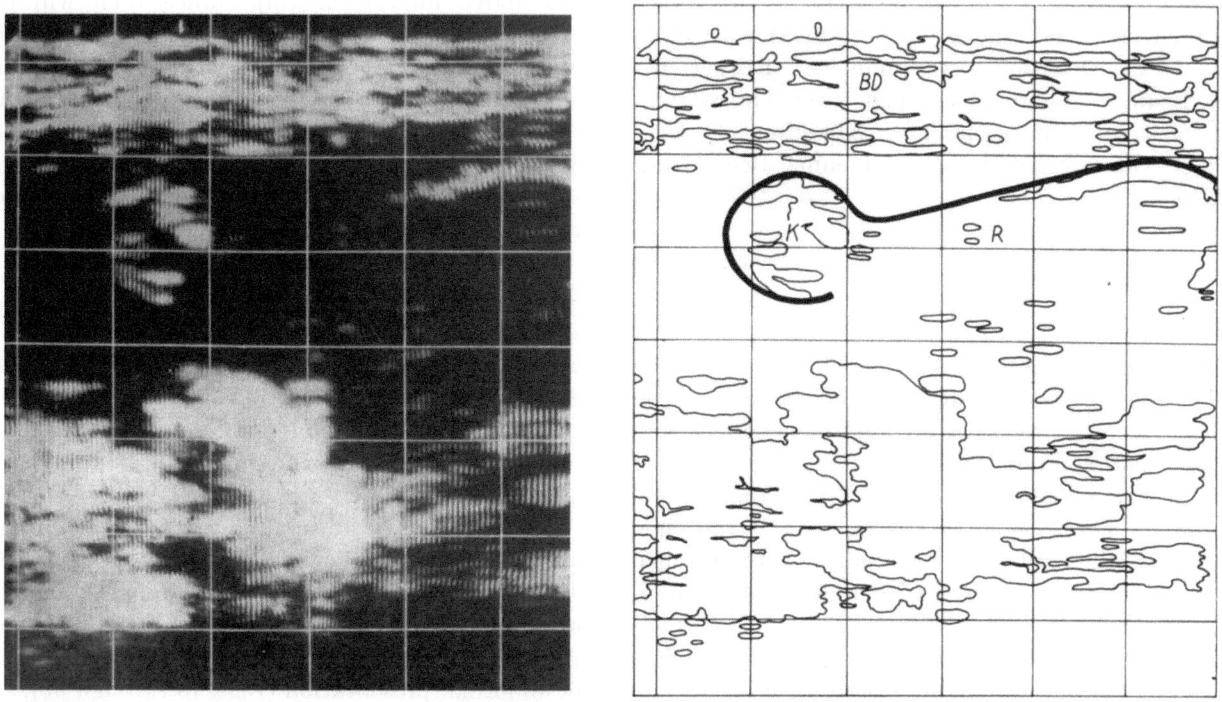

Abb. 45
Querschnitt oberhalb der Symphyse in der 13. Schwangerschaftswoche. Querlage.

Fig. 45
Cross-section above symphysis in 13th week of pregnancy; transverse presentation.

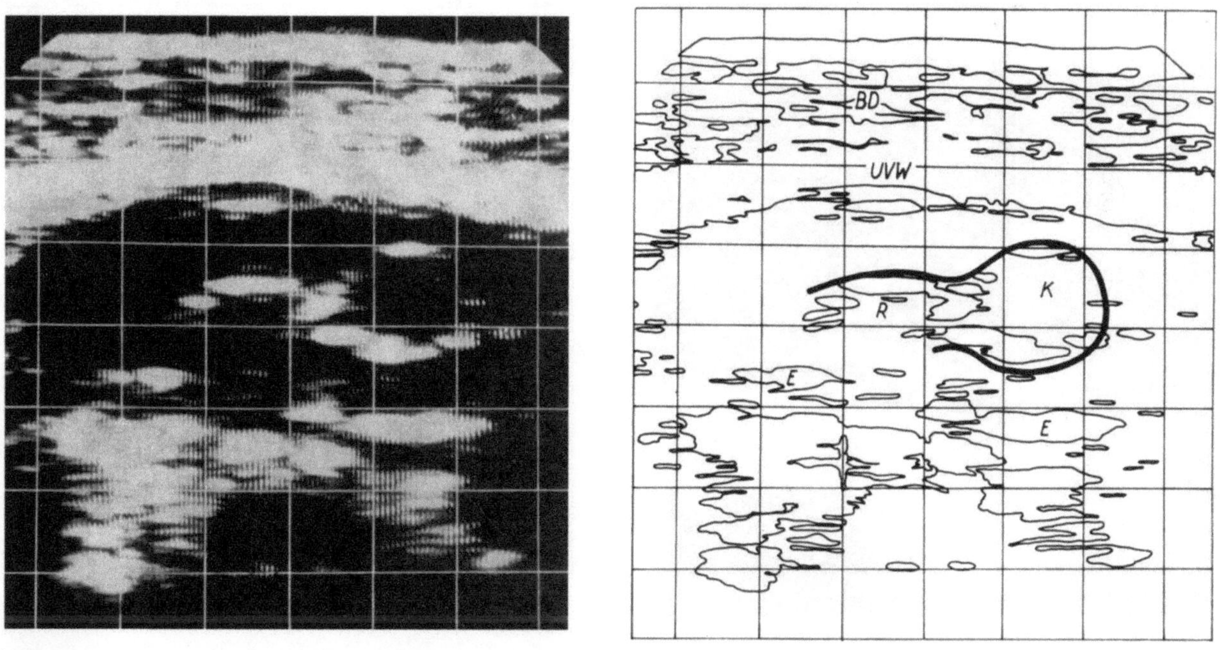

Abb. 46
Querschnitt oberhalb der Symphyse in der 14. Schwangerschaftswoche. Querlage.

Fig. 46
Cross-section above symphysis in 14th week of pregnancy; transverse presentation.

tion des Kopfes (in Symphysenhöhe, im Oberbauch oder der Flanke der Graviden) wird dann auch die Position der kindlichen Körper bedeutsam. Abbildung 41 zeigt zwei Thoraces in Längslage dicht beieinander, Abbildung 44 Drillinge, zweimal Schädellage und einmal Beckenendlage.

the above limitation. Importance then will be assumed not only by the position of the head (on symphysial level, in epigastric region or flank of gravida), but also by the positions of the foetal trunks. Fig. 41 shows two thoraces close to each other in polar presentation, while triplets are shown in Fig. 44, two of them in vertex presentation and one in breech presentation.

3.2.3. Lage- und Einstellungsanomalien

Die Lageanomalie der Frucht ist abgesehen von der Querlage erst unmittelbar vor der Geburt von Interesse. Während des intrauterinen Lebens sind die Positionen der Frucht wechselhaft.

Beckenend- und Querlagen (Abb. 45, 46, 47) sind bis zur 28.—30. Woche in allen Variationen möglich. Sie sind jedoch instabil und überraschen den Untersucher immer wieder durch ihren häufigen Wechsel.

Die Diagnose der Lageanomalien ist — insgesamt gesehen — unkompliziert.

3.2.3. Abnormalities of position and engagement

Generally, with the exception of transverse presentation, abnormalities in foetal position or presentation will not be of interest until confinement is impending. During intra-uterine life foetal positions are subject to change.

All variations of breach and transverse positions are possible up to the 28th or 30th week (Figs. 45, 46, 47), but their instability and frequent change often are sources of surprise for the examiner. As a whole, no problems are implied in diagnosis of abnormal presentation (Figs. 48 through 50).

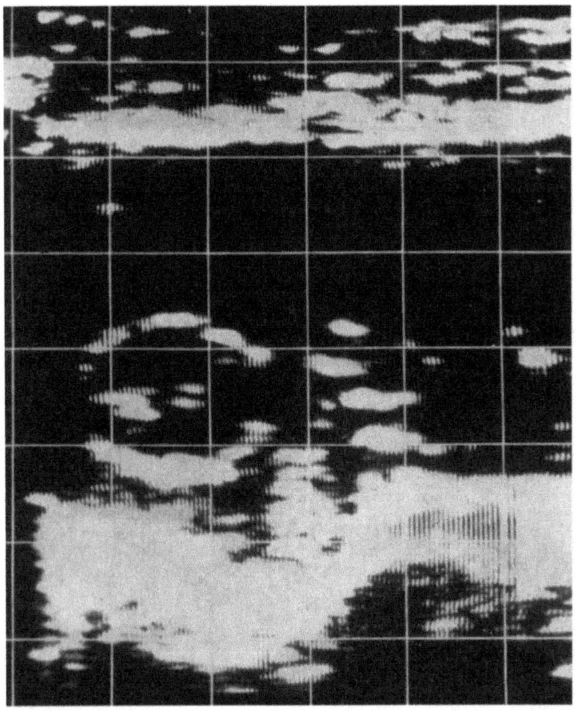

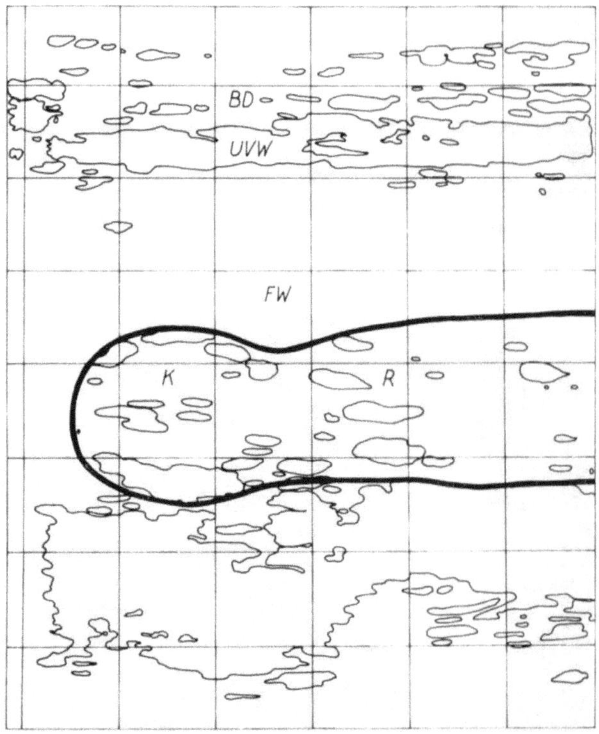

Abb. 47
Querschnitt oberhalb der Symphyse in der 16. Schwangerschaftswoche. Querlage.

Fig. 47
Cross-section above symphysis in 16th week of pregnancy; foetus in transverse presentation.

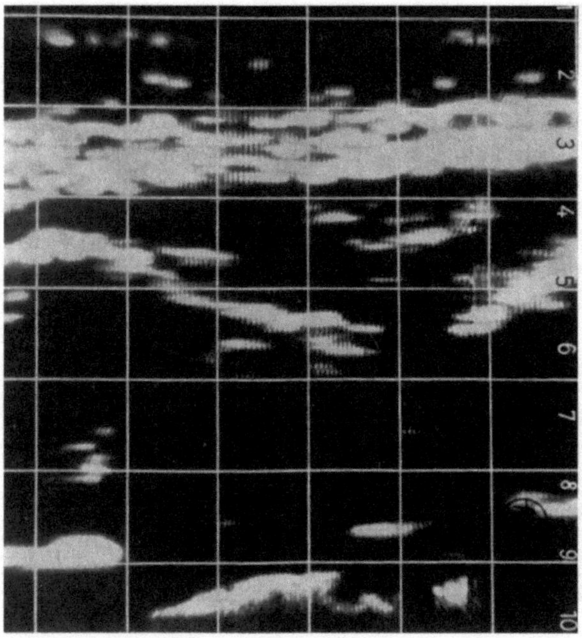

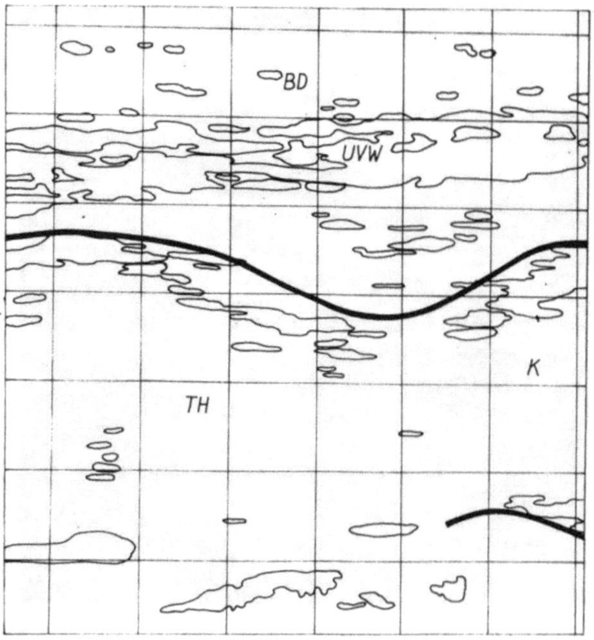

Abb. 48
Querschnitt zwischen Nabel und Symphyse in der 24. Schwangerschaftswoche. Querlage.

Fig. 48
Cross-section between navel and symphysis in 24th week of pregnancy; transverse presentation.

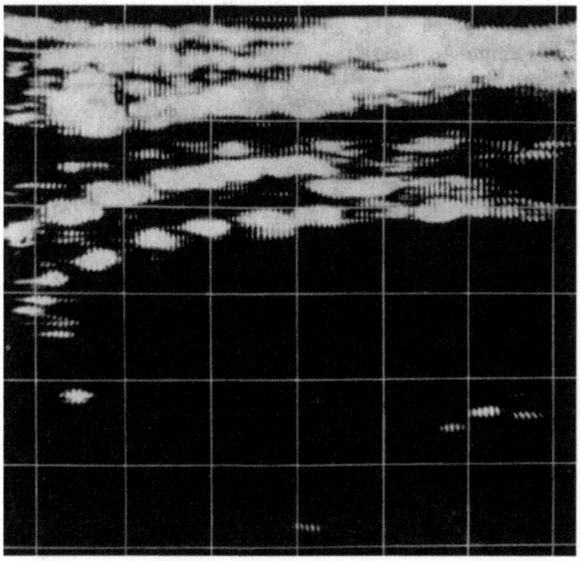

Abb. 49
Querschnitt in Nabelhöhe in der 40. Schwangerschaftswoche. Darstellung der Wirbelsäule bei dorso-anteriorer Querlage.

Fig. 49
Cross-section at navel line in 40th week of pregnancy; vertebral column; dorso-anterior transverse presentation.

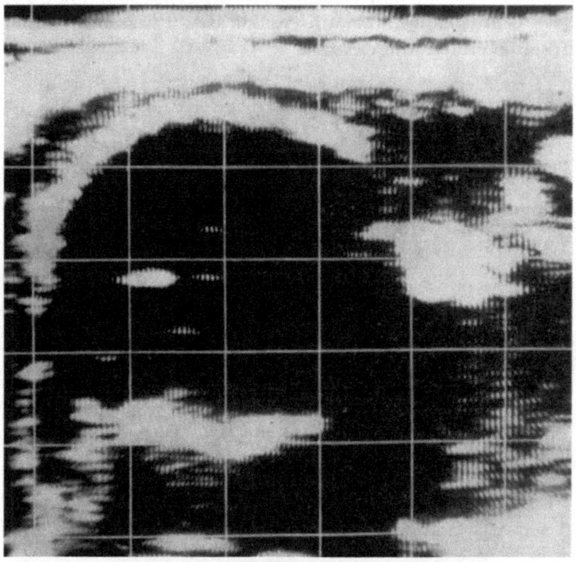

Abb. 50
Querschnitt im Fundusbereich in der 30. Schwangerschaftswoche. I. Beckenendlage. Rechts neben den Schädelechos sind die Echos eines kleinen Teiles erkennbar (Arm).

Fig. 50
Cross-section of fundic region in 30th week of pregnancy; I. breech presentation; cranial echoes and, right from them, echoes from a small part (arm).

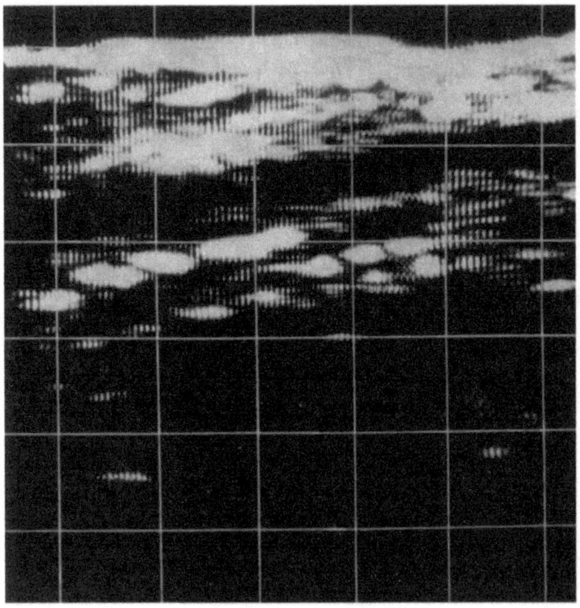

Abb. 51
Längsschnitt. Links neben der Medianlinie aufgenommen. 40. Schwangerschaftswoche. Der Rücken ist nach vorn gedreht, die kindliche Wirbelsäule deutlich dargestellt.

Fig. 51
Longitudinal section, recorded left from median line; 40th week of pregnancy; forward-twisted back; vertebral column of foetus clearly represented.

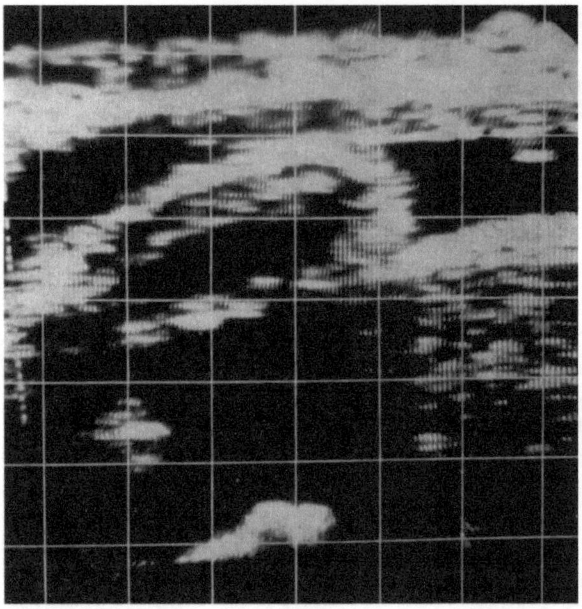

Abb. 52
Längsschnitt neben der Mittellinie. II. Schädellage. Echos des Thorax mit oberer Extremität. Der Arm ist dicht an den Thorax angepreßt.

Fig. 52
Longitudinal section next to median line; II. vertex presentation; echoes from thorax with upper extremity; arm pressed tight to thorax.

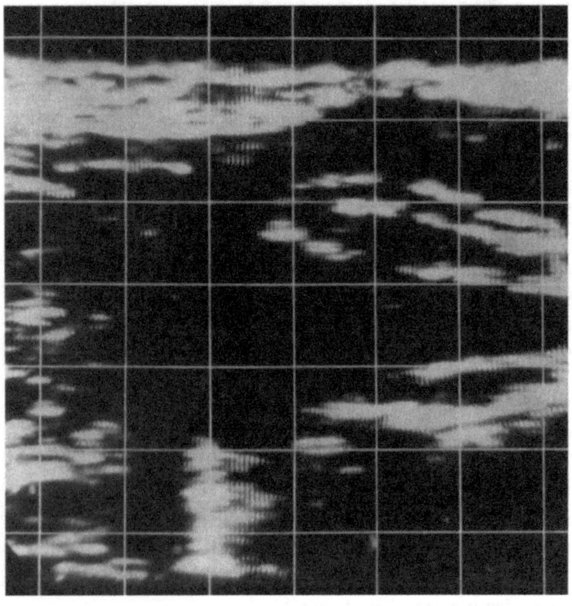

Abb. 53
Längsschnitt in der Mittellinie, in der 40. Schwangerschaftswoche. Eine untere Extremität ist rechts neben dem kindlichen Körper in Beugehaltung zu erkennen. Im Unterschenkelabschnitt ist ein Tibia-Echo zu erkennen.

Fig. 53
Longitudinal section in median line; 40th week of pregnancy; lower extremity shown right from flexed foetal body; tibial echo emitted from lower leg.

3.2.4. Haltung und Stellung

Neben der sicheren Diagnose der Stellung des Rückens (Thorax in der rechten oder linken Flanke der Schwangeren) und der Darstellung der Wirbelsäule (Abb. 51), lassen sich auch Aussagen über die Haltung der Gliedmaßen, ihre Form und ihre Motorik machen (Abb. 52, 53).

3.3. Beurteilung des Zustandes des Feten

Grobe Mißbildungen, hydropische Entwicklungen bei Diabetes mellitus oder Rh-Inkompatibilität, Plazentainsuffizienz mit intrauteriner Retardierung und Fruchttod sind im Ultraschallbild erkennbar.

Eine kontinuierliche Überwachung jeder Risikoschwangerschaft vermag intrauterine Fehlentwicklungen rechtzeitig zu erkennen und dadurch therapeutische Maßnahmen frühzeitig einzuleiten.

3.3.1. Retardierung und hydropische Entwicklung

Voraussetzung zur Erkennung derartiger Fehlentwicklungen ist die kontinuierliche, möglichst wöchentliche Ultraschalluntersuchung. Durch eine einmalige Untersuchung ist eine Zustandsdiagnostik im obigen Sinne nicht möglich. Das Resultat wäre die falsche Berechnung der Tragzeit. Handelt es sich um eine echte intrauterine Retardierung der Frucht, ist das tatsächliche Schwangerschaftsalter bis zu mehreren Wochen weiter als den fetalen Maßen zu entnehmen ist. Entwickeln sich Kopf und Rumpf hydropisch, ist die Schwangerschaft tatsächlich bedeutend jünger (Abb. 54) als aus dem Ultraschallbild zu erkennen ist.

Erst mehrfache Verlaufskontrollen mit deut-

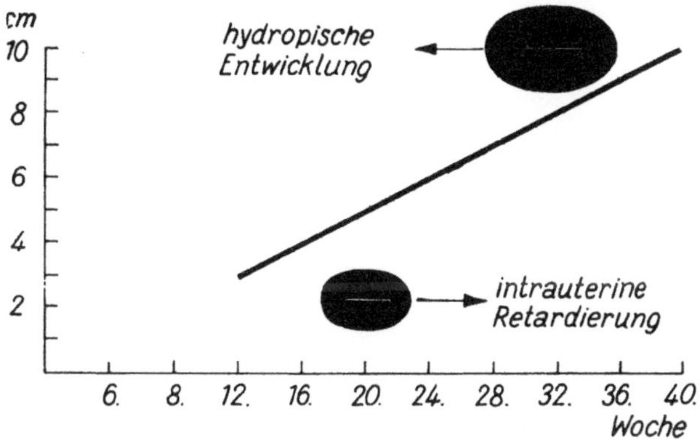

3.2.4. Posture and position

Information is obtainable from ultrasonography not only regarding the position of the dorsum (thorax in the right or left flank of the gravida) and vertebral column (Fig. 51), but also with regard to postures of extremities, their shape and motoricity (Figs. 52 and 53).

3.3. Assessment of foetal condition

Severe malformations, hydropic development concomitant with diabetes mellitus or Rh incompatibility, placental insufficiency with intra-uterine retardation, and foetal death may be rendered visible in the ultrasonographic trace.

Early detection of intra-uterine maldevelopment and early therapeutic action will be possible, provided that continuous supervision is extended to every high-risk pregnancy.

3.3.1. Retardation and hydropic development

Regular ultrasonic examination, weekly if possible, is the best prerequisite for detection of maldevelopment. One single examination will not be sufficient for such diagnosis of the general condition. Irregular, isolated approach would result in erroneous calculation of the gestational period. Genuine intra-uterine retardation of the foetus would mean that, actually, pregnancy is several weeks in advance to what has been calculated from foetal dimensions. If, on the other hand, head and trunk are undergoing hydropic development, pregnancy is much less advanced (Fig. 54) than what has been recordable from the ultrasonographic trace.

Abb. 54
Darstellung der Fehlermöglichkeiten bei der Bestimmung des Schwangerschaftsalters am Beispiel einer hydropischen bzw. einer retardierten Entwicklung.

Fig. 54
Potential errors in determination of pregnancy age, demonstrated by example of hydropic or retarded development.

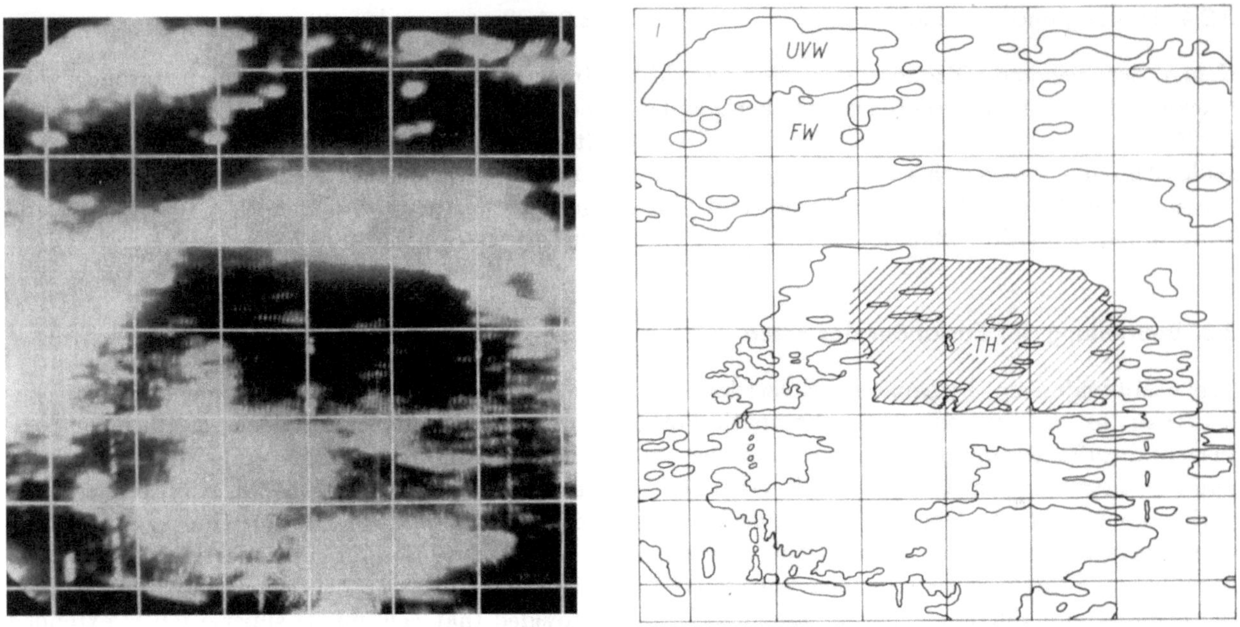

Abb. 55
Querschnitt durch einen Thorax in der 37. Schwangerschaftswoche. Hydrops fetus et placentae (Rh-Inkompatibilität).

Fig. 55
Cross-section of thorax in 37th week of pregnancy; hydrops of foetus and placenta (Rh incompatibility).

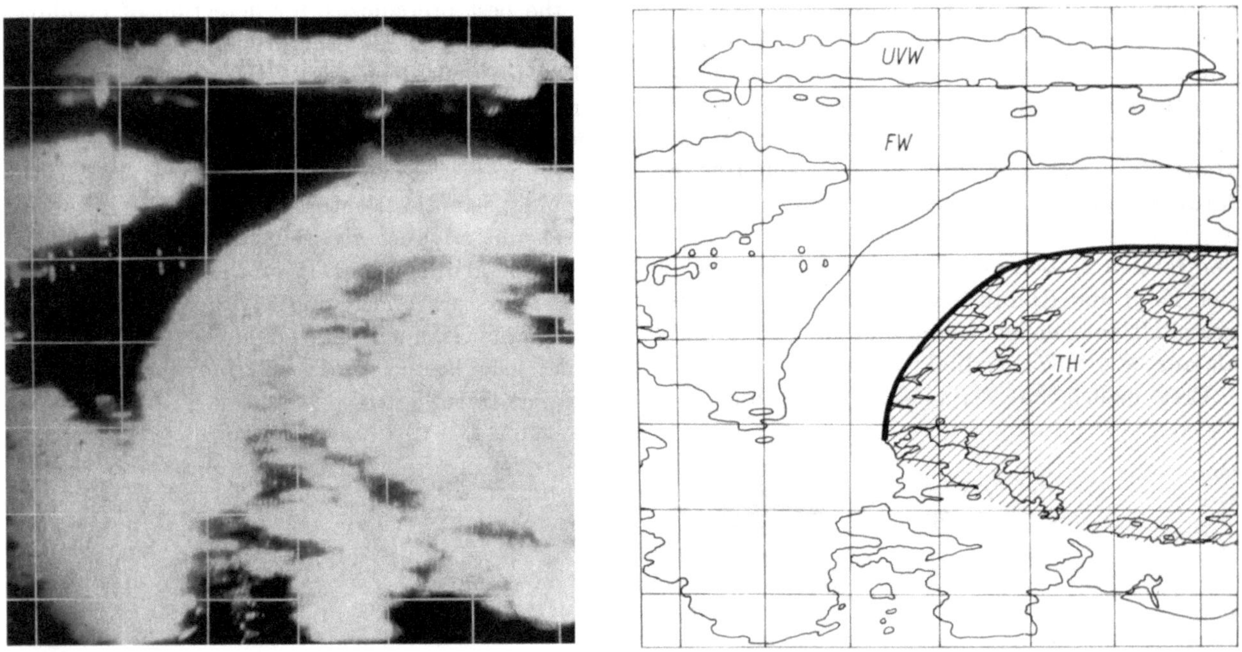

Abb. 56
Querschnitt durch einen Thorax in der 36. Woche bei Diabetes mellitus. Man erkennt deutlich, ebenso wie in der vorigen Abbildung, die aufgetriebenen Weichteilechos.

Fig. 56
Cross-section through thorax in 36th week; diabetes mellitus; echoes from distended soft parts clearly visible, as in Fig. 55.

licher Unter- oder Überschreitung aller Meßgrößen (Kopfdurchmesser, Thoraxdurchmesser und Stammlänge) erlauben sichere Aussagen einer intrauterinen Fehlentwicklung. Charakteristische Thoraxechos finden sich bei der hydropischen Entwicklung infolge Rh-Inkompatibilität oder anderer Ursachen und bei subkutaner Fetteinlagerung durch Diabetes mellitus bei der Mutter. Auf den Bildern sind dann im Unterschied zu Konturen normal entwickelter Kinder dicke „speckige" Thoraxwände dargestellt (Abb. 55 und 56).

3.3.2. Nachweis der abgestorbenen Frucht

Der Verdacht auf intrauterinen Fruchttod wird klinisch gestellt. Durch eine Ultraschalluntersuchung kann die Diagnose gesichert werden.

Bei eingetretenem intrauterinen Fruchttod ist neben den fehlenden Bewegungen auch die Herzaktion nicht nachweisbar. Besteht zwischen dem

Intra-uterine maldevelopment can be confirmed safely only when repeated follow-up checks have yielded values which are clearly in excess of or below all normal parameters (diameters of head and thorax, trunk length). Characteristic echoes will be reflected from the thorax in cases of hydropic development due to Rh incompatibility or other causes or in case of subcutaneous fatty deposit caused by diabetes mellitus in the mother. Ultrasonographic representation of thoracic walls then will be thick and "lardaceous" (Figs. 55 and 56).

3.3.2. Confirmation of foetal death

Suspicion of intra-uterine foetal death will result from clinical examination. Tentative diagnosis then can be confirmed by ultrasonic examination.

Symptoms suggesting occurrence of intra-uterine foetal death include absence of movement and cardiac action. Additional signs will become vis-

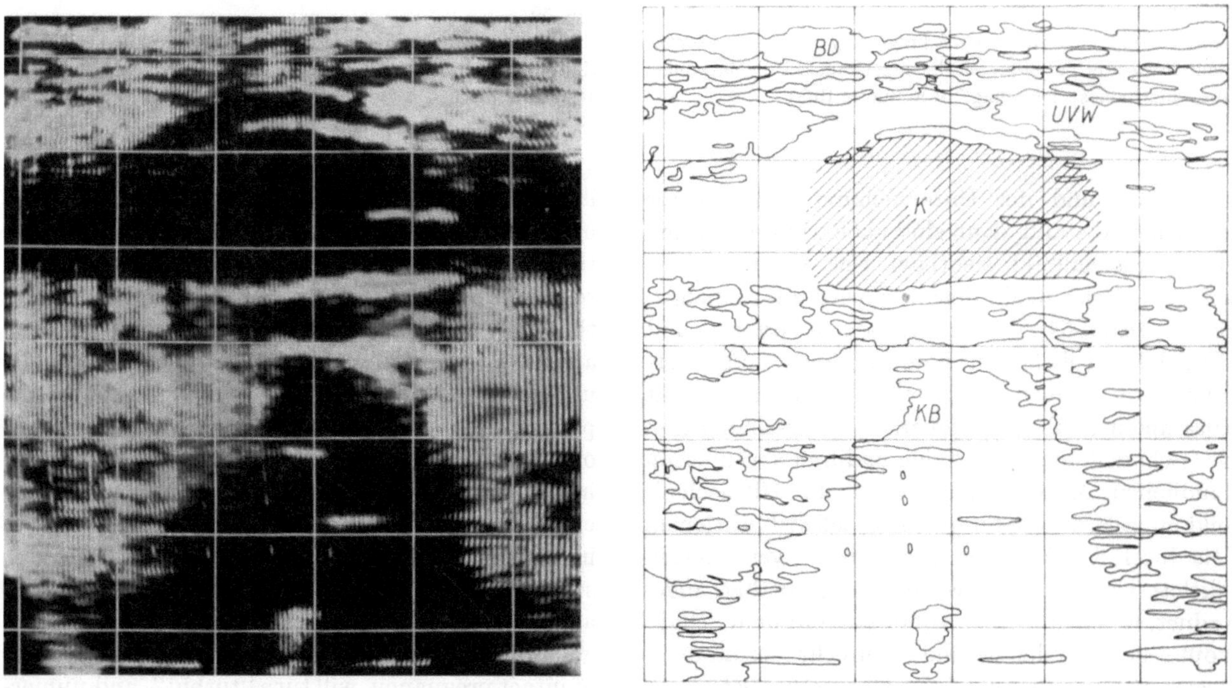

Abb. 57
Querschnitt zwischen Nabel und Symphyse in der 24. Schwangerschaftswoche. Schädellage. Klinische Diagnose missed labour. Intrauteriner Fruchttod. Deutlich erkennbar an den abgeplatteten Schädelechos.

Fig. 57
Cross-section of region between navel and symphysis in 24th week of pregnancy; vertex presentation; clinically diagnosed missed labour; intra-uterine foetal death; situation clearly detectable from flattened cranial echoes.

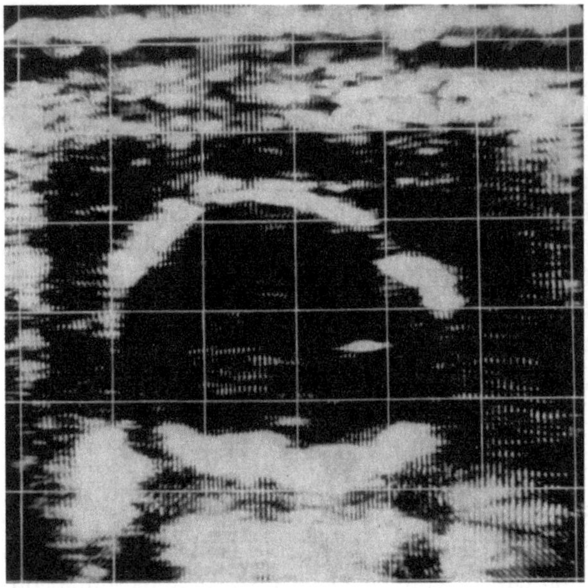

Abb. 58
Querschnitt in der 30. Schwangerschaftswoche. Schädellage. Intrauteriner Fruchttod. Verschiebung der Schädelknochen übereinander, „Eintrübung“ des Fruchtwassers.

Fig. 58
Cross-section in 30th week of pregnancy; vertex presentation; intra-uterine foetal death; superimposed displacement of cranial bones; "clouding" of amniotic fluid.

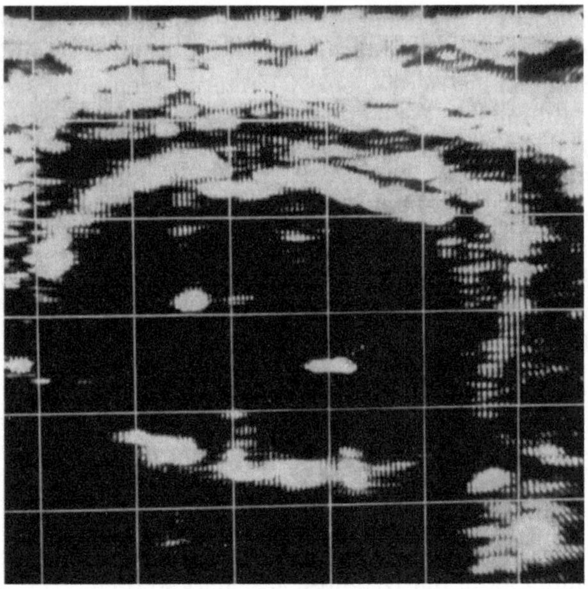

Abb. 59
Querschnitt in der 32. Schwangerschaftswoche. Schädellage. Intrauteriner Fruchttod. SPALDINGsches Zeichen, „trübes“ Fruchtwasser.

Fig. 59
Cross-section in 32nd week of pregnancy; vertex presentation; intra-uterine foetal death; SPALDINGS sign; "cloudy" amniotic fluid.

Fruchttod und der Untersuchung ein größerer zeitlicher Abstand, dann sind noch weitere Zeichen im Ultraschallbild sichtbar. Der Kopf verliert seine typische ovale Form, er wird zusammengedrückt (Abb. 57), die Schädelkalotte verformt und eingedellt (Abb. 58), die Knochen über- und untereinandergeschoben (Abb. 59), der Thorax sinkt zusammen (Abb. 60). Neben den Verschiebungen der Schädelknochen und den dadurch veränderten kindlichen Maßen findet man im Ultraschallbild auch Hinweise für gestörte Lebensfunktionen. Die durch den fehlenden Muskeltonus veränderten Skelett-Teile sind entweder unregelmäßig angeordnet, was man beim „Abfahren“ mit dem Schallkopf erkennt; oder sie sind regelrecht „zusammengesintert“, wie in Abbildung 60 zu sehen ist. Auch das Fruchtwasser, welches sich bei einer intakten Schwangerschaft als homogene dunkle Zone darstellt, wird „trübe“, zahlreiche Echos unterschiedlicher Größe und Dichte deuten auf Abschilferungen der Haut, Mekoniumflocken u. a. hin (s. Abb. 58 und 59).

ible in the ultrasonographic trace, if more time has elapsed between foetal death and examination. These include change of head shape from oval to compressed (Fig. 57), denting deformation of the skull cap (Fig. 58), skeletal nesting (Fig. 59), and thoracic collapse (Fig. 60). In such cases, the ultrasonographic trace will reveal not only displacement of cranial bones with resulting change of foetal dimensions, but also signs which indicate interruption of vital functions. Cessation of muscular tone will have changed skeletal parts to irregular arrangement, detectable by transducer scanning, or to, virtually, "sintered condition", as shown in Fig. 60. The amniotic fluid, a homogenous dark zone in an ultrasonographic trace of intact pregnancy, will turn "turbid", and numerous echoes, different in size and density, will indicate skin desquamation and other phenomena, such as the presence of meconium flakes (Figs. 58 and 59).

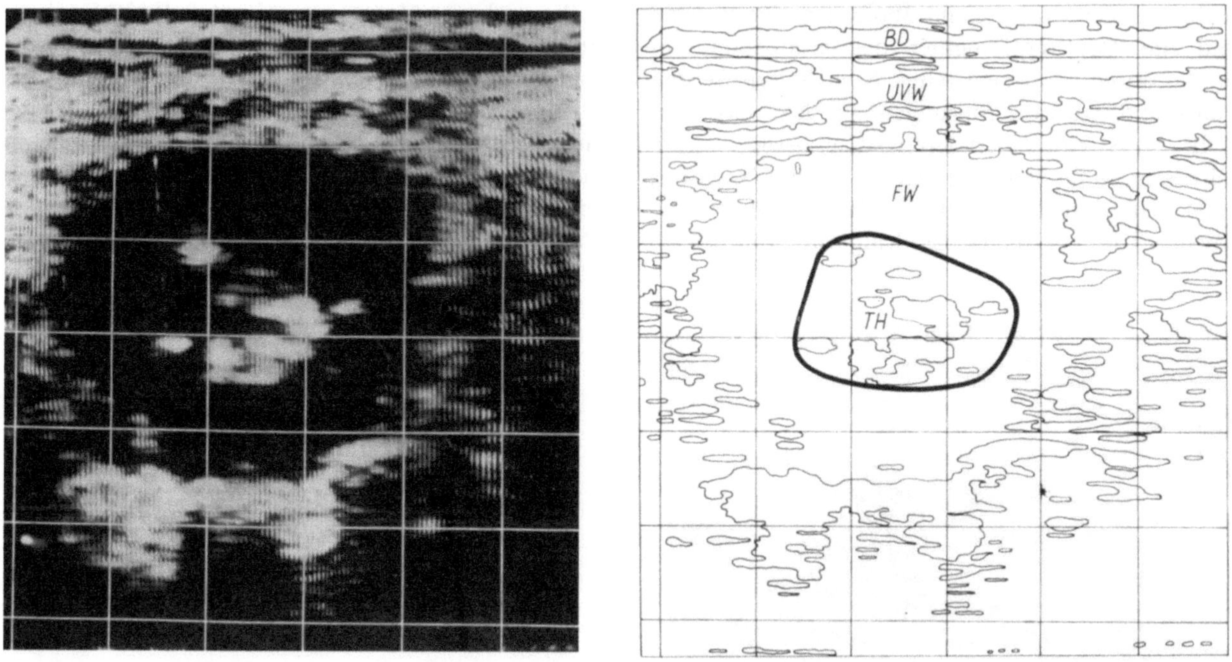

Abb. 60
Gleiche Patientin wie in Abbildung 57. Intrauteriner Fruchttod. Thoraxechos. Die Echos sind „zusammengesintert“.

Fig. 60
Same patient as in Fig. 57; intra-uterine foetal death; "sintered" thorax echoes.

3.4. Irrtumsmöglichkeiten

Wie jedes diagnostische Verfahren, birgt auch die Ultraschalldiagnostik die Möglichkeit in sich, Befunde falsch zu erheben oder fehlerhaft zu interpretieren.

In Tabelle 1 ist der Versuch unternommen worden, alle Irrtumsmöglichkeiten oder Fehleinschätzungen darzustellen. Zu der Erfahrung des Unter-

3.4. Potential errors

Ultrasonic diagnosis, more or less, is identical with any other diagnostic approach, in that the risk of erroneous findings or wrong interpretation is implied.

With Table I an attempt has been made to compile all potential errors. Examiners are not really in command of a method unless they are able to

Tabelle 1
Irrtumsmöglichkeiten bei praktischer Anwendung der Ultraschalldiagnostik

1. Grenzen des Gerätes — Überforderung — Fehlanforderung	2. Fehlmessungen — Gerätefehler (Eichung) — Umrechnungsfehler — Messung am „falschen Ort“
3. Unzureichende klinische Angaben des Fragestellers	4. Fehleinschätzung des Untersuchers — wenig Erfahrung — Fehlinterpretation — ungenaue Befundformulierung

Table 1
Possible errors relating to the practice of ultrasonic diagnosis

1. Limitations of equipment — Excessive demand — Erroneous demand	2. Erroneous measurement — Fault in equipment (calibration) — Error in conversion — Measurement of "wrong site"
3. Inadequate clinical information provided by interviewer	4. Faulty assessment by examiner — Lack of experience — Malinterpretation — Inaccurate wording of findings

suchers gehört in gleichem Maße das Verständnis und die Deutungsfähigkeit des erhobenen Befundes durch den Fragesteller. Nicht selten werden Fehl- und Überanforderungen an das Gerät gestellt. So ist eine Übertragungsdiagnostik genauso schwierig, wenn nicht unmöglich, wie der Nachweis einer Gravidität vor der 5. Schwangerschaftswoche. Die maximale Eindringtiefe von 15 cm

fully understand the meaning of their findings and to interpret them correctly. Quite often, wrong or excessive demands are made on a certain instrument, for example, an ultrasound unit. Diagnosis of delivery date retardation, for example, is just as difficult (if not impossible) as confirmation of gravidity prior to the fifth week. Maximum depth of penetration is 15 cm for certain instru-

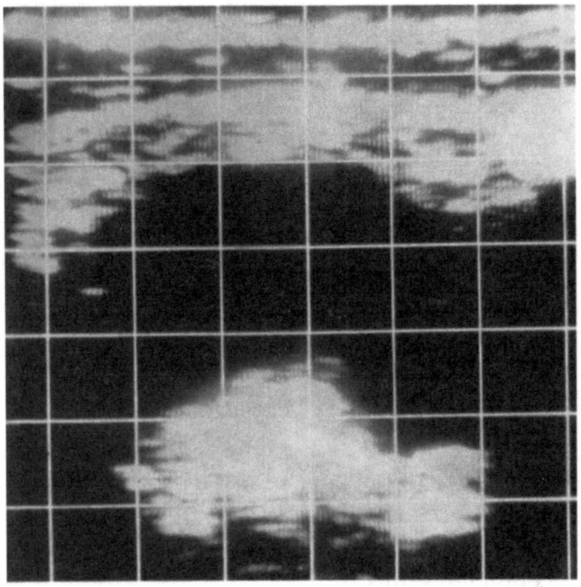

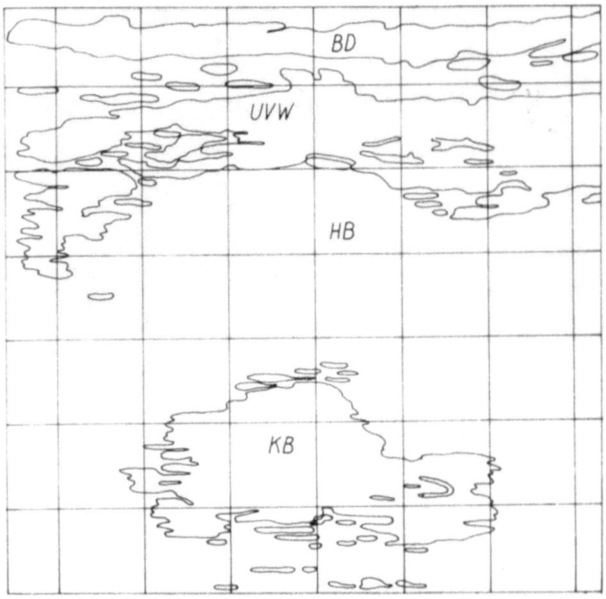

Abb. 61
Querschnitt dicht oberhalb der Symphyse bei voller Blase, Frühschwangerschaft bei Retroflexio uteri. Der gravide Uterus stellt sich nicht dar.

Fig. 61
Cross-section above symphysis with filled urinary bladder; early pregnancy with retroflexed uterus; no representation of gravid uterus.

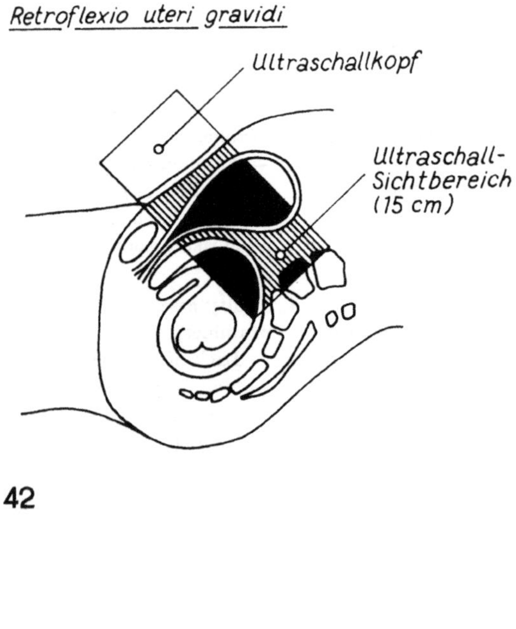

Abb. 62
Einsichtsbereich des Ultraschallgerätes bei Retroflexio uteri schematisch.

Fig. 62
Diagram of inspection range of ultrasonic unit in case of retroflexed uterus.

setzt bei einigen Geräten Grenzen bei der Beurteilung tiefer gelegener Regionen (Gemini, Hinterwandplazenten u. a.). Auch das Gerät selbst kann Ursache fehlerhafter Befunderhebungen sein. Bereits eine geringe Verzerrung der Abbildungshöhe im Monitor durch falsche Eichung führt zu Fehlmessungen bei der Embryo- und Fetometrie.

Unklare oder unzureichende klinische Angaben sind für den Untersucher besonders problematisch. Fehlt z. B. bei der Frühschwangerschaft die Angabe einer Retroflexio uteri, ist sowohl die Feststellung einer Gravidität als auch deren Alter schwierig (Abb. 61 und 62).

Wegen der Bedeutung der Ultraschalldiagnostik für den behandelnden Arzt, Mutter und Kind muß nach der Befunderhebung eine klare Formulierung erfolgen. Der Ultraschallbefund muß immer mit dem klinischen Befund zusammen gedeutet werden. Der Ultraschall-Diagnostiker braucht deshalb die klinischen Erfahrungen, ebenso wie der Praktiker gewisse Kenntnisse bei der Deutung von Ultraschallbildern haben muß.

ments and, naturally, imposes limitations on assessment of deeper regions (twins, placenta adherent to posterior wall, etc.). Error may be caused also by the instrument as such. Even slightest distortion of image levels, due to inadequate monitor calibration, may give false values in embryometry and foetometry.

Ambiguous or insufficient clinical data may be sources of particular trouble to the examiner. Confirmation of gravidity and pregnancy timing, for example, will be quite problematic, if the examiner has to deal with a gravida in early pregnancy whose previous uterine retroflexion is not mentioned in her case history (Figs. 61 and 62).

Findings must be formulated in an unambiguous manner, as ultrasonic diagnosis is equally important to doctor, mother, and child. Findings obtained from ultrasonography must be interpreted always with close reference to the clinical findings so far recorded. Therefore, the ultrasound diagnostician must be backed with clinical experience just as the practitioner must know something about interpretation of ultrasonographic traces.

4. Die Ultraschall-Plazentografie

Die ersten Versuche und Ergebnisse auf dem Gebiet der Ultraschall-Plazentografie gehen auf GOTTESFELD et al. (1966), KRATOCHWIL et al. (1966), HOLLÄNDER und MAST (1968) zurück. Seit ca. 4 Jahren gehört sie auch bei uns zum Routineprogramm der Intensivüberwachung während der Schwangerschaft. Die Treffsicherheit der Ergebnisse liegt bei 94—100% und ist darin der Isotopenplazentografie vergleichbar. Alle anderen bisher bekannten Methoden der Plazentadarstellung sind unterlegen.

4. Ultrasonic placentography

The first experiments and results in the field of ultrasonic placentography are associated with the namens of GOTTESFELD et al. (1966), KRATOCHWIL et al. (1966), HOLLÄNDER and MAST (1968). It has been included, about four years ago, in the authors' routine programme of intensive pregnancy care. Ultrasonic placentography, for its high accuracy between 94 and 100 per cent, is comparable to isotope placentography. All other known methods of placenta representation are inferior.

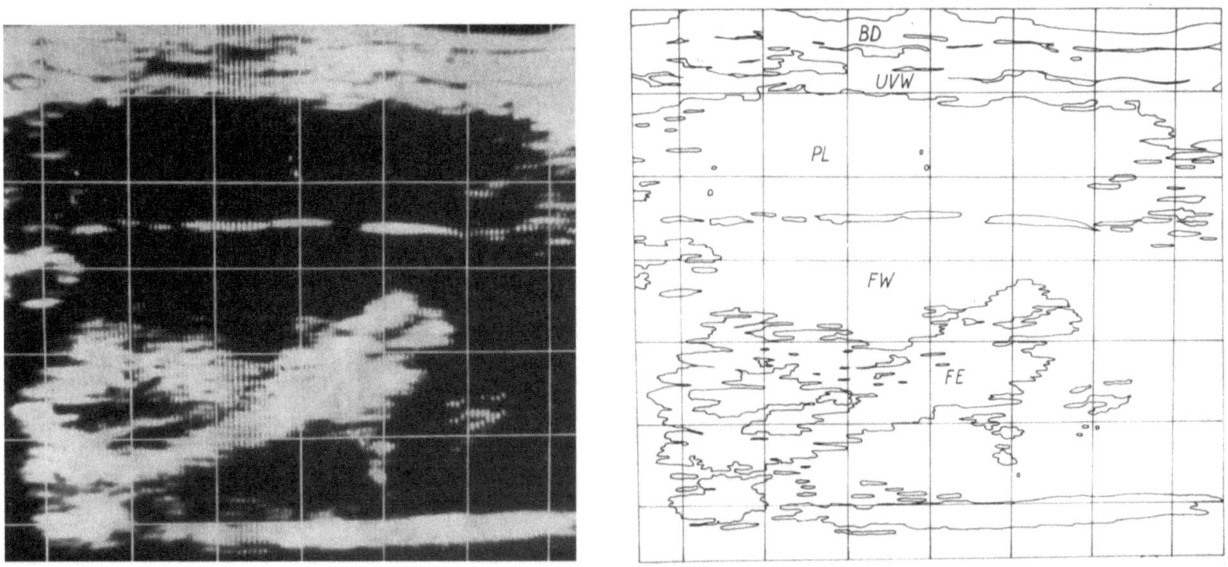

Abb. 63
Vorderwandplazenta in der 33. Schwangerschaftswoche. Querschnitt zwischen Nabel und Symphyse. Deutliche Markierung der amnialen Grenzschicht. Bei dieser Technik werden relativ wenig Strukturechos dargestellt. In der Bildmitte ein fetales Extremitätenecho (aus: LÜDER, Zbl. Gynäk. 94 (1972) 1173).

Fig. 63
Anterior-wall placenta in 33rd week of pregnancy; cross-section between navel and symphysis; clearly marked amniotic boundary layer; only few structural echoes recordable by this technique; echo from foetal extremity in centre (from LÜDER, Zbl. Gynäk. 94 (1972) 1173).

4.1. Technische Möglichkeiten der Ultraschall-Plazentografie

Bei der A-Bild-Methode gestattet die Beurteilung und Ausmessung der Zackenschrift die Lokalisation der Plazenta und deren Dickenmessung. Eine Hinterwandplazenta ist nur durch Ausschlußdiagnose einer Vorderwandplazenta zu ermitteln.

Der Dopplereffekt hat bei Anwendung auf die Plazentalokalisation mehr orientierenden Charakter. An der Plazenta entstehen durch deren starke Durchblutung Bewegungseffekte. Die auftreffenden Ultraschallwellen erhalten im Falle der Reflexion eine Frequenzänderung, welche verstärkt und hörbar gemacht wird.

Im B-Bild als zweidimensionale Methode stellt die Plazenta ein gut markiertes Areal dar. Eine unregelmäßige, aber stark konturierte Linie ist als Echo der amnialen Grenzschicht zum Fruchtwasserraum aufzufassen. Durch den Gefäß- und Septenreichtum der Plazenta bedingt, wird je nach gewähltem Auflösungsvermögen des Gerätes eine echoreiche oder -arme Fläche als Abbildung der Gewebsstruktur sichtbar.

4.1. Technical potentials of ultrasonic placentography

The placenta may be localized and its thickness measured by assessment and dimensioning of waves on the basis of the A-scan method. Posterior-wall adherence may be established only by differential diagnosis by which to role out placenta adherence to the anterior wall.

The Doppler effect, when applied to placenta localization, will be important only for orientation. The placenta is characterized by pronounced movement effects which are caused by strong blood supply. Reflection of indicent ultrasound waves will cause change of their frequency in terms of amplification and better audibility.

The placenta will be represented as well marked and delimited area, if the two-dimensional B-scan approach is chosen. An irregular but strongly outlined line should be understood as an echo reflected from the amniotic boundary layer which borders on the amniotic fluid space. The high-tissue and high-septate nature of the placenta will give a high-echo or low-echo area as representation of the tissue structure, depending on the resolution power chosen with the ultrasound unit.

4.2. Die Plazentalokalisation

Es gibt einige wichtige Kriterien und Maßnahmen, welche bei der Lokalisation der Plazenta berücksichtigt werden müssen. Wichtig sind Verlaufskontrollen mit möglichst frühzeitiger Erstuntersuchung, wenn das gesamte Uteruscavum noch zu übersehen ist.

Außerdem sollte prinzipiell jede Untersuchung bei gefüllter Harnblase vorgenommen werden. Dies ist besonders wichtig bei Verdacht auf Plazenta praevia. Es muß auch die Drehungstendenz des Uterus um seine Achse nach rechts sowie eine „Wanderung" der Plazenta im Wachstumsgeschehen beachtet werden. Wir haben gerade diesen letzten Prozeß an Verlaufskontrollen nachweisen können. Schließlich ist die Halbwertsschicht für Ultraschall bei der Diagnostik der Hinterwandplazenta zu berücksichtigen. Die übliche „Ausschlußdiagnose" kann dadurch präzisiert werden. Erfahrungsgemäß ist die Vorderwandplazenta in nahezu allen Fällen zumindest

4.2. Localization of placenta

There are certain important criteria and steps which should be taken into account, when it comes to localization of the placenta. Follow-up checks should be made regularly and started at the earliest possible date, when the whole uterine cavity still is readily accessible to inspection.

Another rule is that each examination should be made with the urinary bladder filled, a principle of particular importance in cases of placenta praevia suspicion. Consideration must be given also to the dextrorotary trend of the uterus around its own axis and to placental "migration" in the process of growth. The latter phenomenon has been clearly established by the authors on the basis of follow-up checks. Also important, particularly to diagnosis of placental adherence to the posterior wall, is the half-value thickness related to ultrasound. This value may add to the accuracy of "rule-out diagnosis". It has been an established experience that in almost all cases a placenta

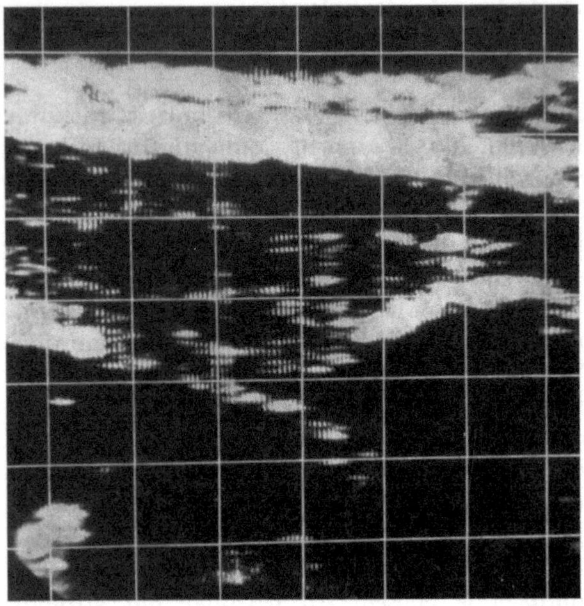

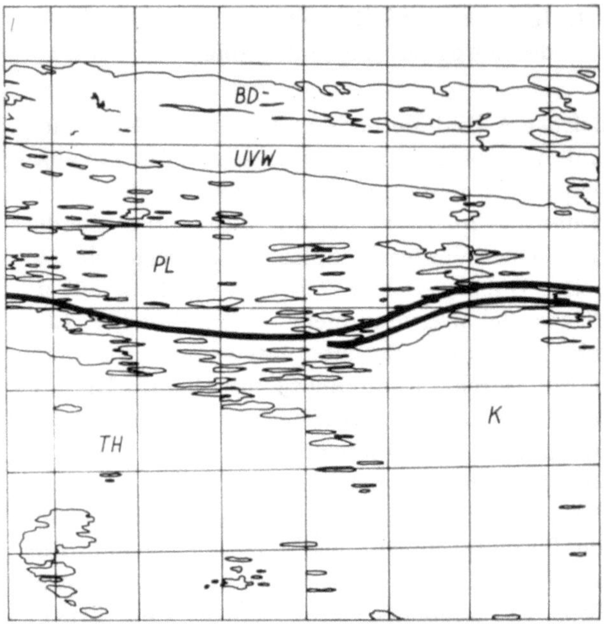

Abb. 64
Vorderwandplazenta. Längsschnitt links vom Nabel. Beckenendlage. Bei dieser Technik stellen sich im Gegensatz zu Abbildung 63 deutliche Strukturechos dar (Regulierung des Tiefenausgleichs).

Fig. 64
Anterior-wall placenta; cross-section left from navel; breech presentation; this technique, differing from that used for Fig. 63, being based on regulation to allow for depth, shows clear structural echoes.

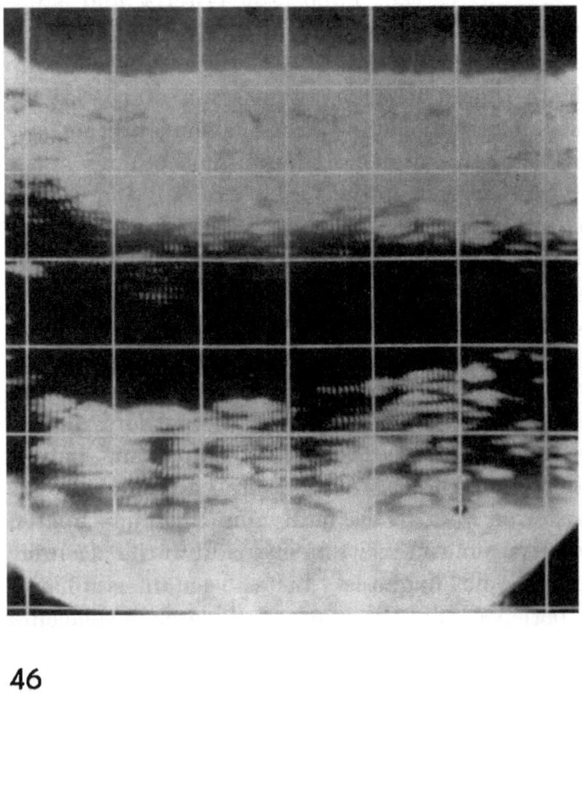

Abb. 65
Hinterwandplazenta. Querschnittsbild oberhalb des Nabels ohne fetale Echos.

Fig. 65
Posterior-wall placenta; cross-section above navel; no foetal echoes.

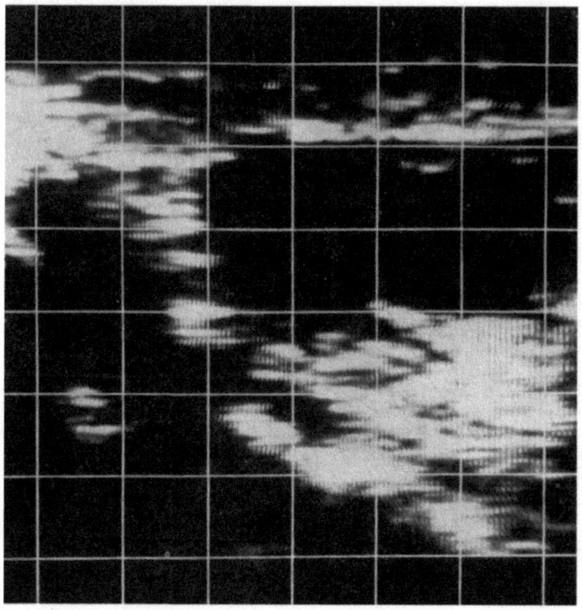

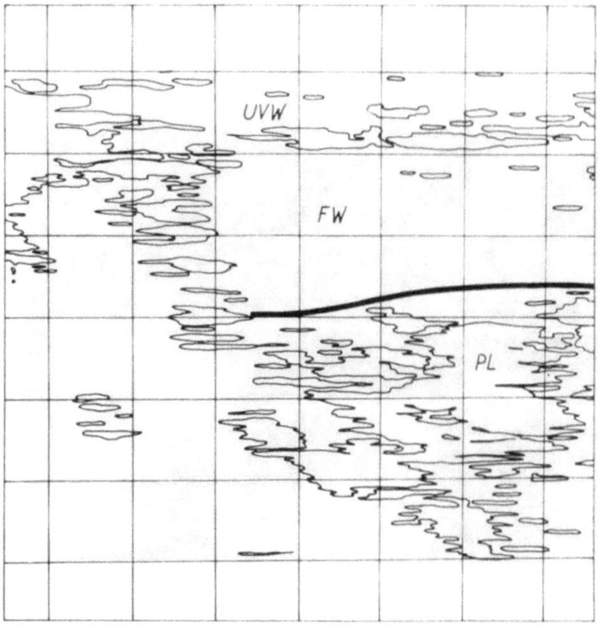

Abb. 66
Hinterwandplazenta in der 33. Schwangerschaftswoche. Längsschnitt in der Mittellinie bei Beckenendlage. Tiefer Plazentasitz mit angedeuteten fetalen Echos.

Fig. 66
Posterior-wall placenta in 33rd week of pregnancy; Longitudinal section of median line in case of breech presentation; deep location of placenta with foetal echoes indicated.

teilweise im gesamten Schwangerschaftsverlauf zu übersehen.

Die Hinterwandplazenta wird bei günstiger Kindeslage bis zur 28. Schwangerschaftswoche auch vollständig dargestellt werden können. Im letzten Trimester sind Fundusplazenten meist noch gut zu erfassen. Bei tieferem Plazentasitz sind wir im Gegensatz zur A-Bild-Methode mit dem B-Bild nicht unbedingt auf die Ausschlußdiagnose einer Vorderwandplazenta angewiesen.

Abramowski und Kopeck (1969) wiesen auf die Berücksichtigung der Halbwertsschicht für Ultraschall hin. Liegen bei einer Hinterwandplazenta fetale Anteile vor der Plazenta, so sollte man abwarten, bis mobile Kindsteile ihre Lage verändern. An Stelle der „echolosen" Zonen ist bei sorgfältiger Beobachtung gelegentlich die Plazenta zu sehen. Dies ist in den Abbildungen 65 und 66 dargestellt.

Die fundusnahe Plazenta macht allgemein keine Darstellungsschwierigkeiten (Abb. 67).

Den tiefen Sitz einer Plazenta von einer Plazenta praevia abzugrenzen ist differentialdiagno-

adhering to the anterior wall can be readily inspected, at least in part, throughout pregnancy.

Basically, even a posterior-wall placenta can be completely represented up to the 28th week of pregnancy, provided favourable presentation of the foetus. A fundic placenta usually will be easily detectable in the last three months of pregnancy. For deeper placental location, we did not necessarily depend on differential diagnosis to rule out anterior-wall adherence, when we used the B-scan method instead of the A-scan approach.

The importance of half-value thickness to ultrasound has been suggested by Abramowski and Kopeck (1969). If inspection access to a posterior-wall placenta is obstructed by parts of the foetus, the examiner should better wait until mobile parts have changed position. The careful observer might possibly get a look to the placenta proper and not to "no-echo" zones, as may be seen from Figs. 65 and 66.

Usually, there will be no problem in representing a placenta which is located close to the fundus (Fig. 67).

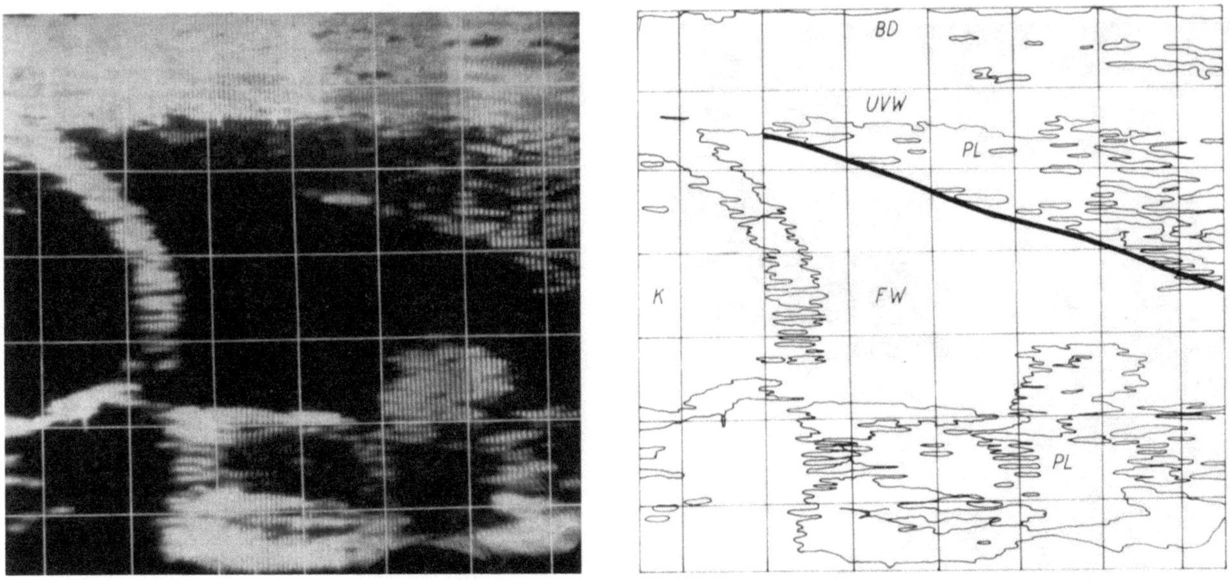

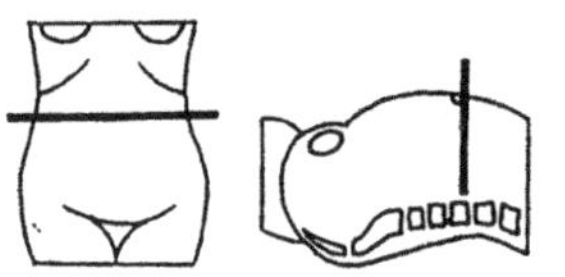

Abb. 67
Plazenta in der rechten Tubenecke. Querschnitt im Fundus in der 32. Schwangerschaftswoche bei Beckenendlage. Links im Bild ist ein Schädelsegment sichtbar, rechts ist die Plazenta an der Vorder- und Hinterwand des Uterus dargestellt. Daneben Extremitätenechos.

Fig. 67.
Placenta in right tubal corner; cross-section of fundus in 32nd week of pregnancy; breech presentation; cranial segment visible on the left; placenta at anterior and posterior walls of uterus visible on the right; next to these are echoes from extremities.

stisch äußerst bedeutsam, aber gleichermaßen schwierig.

Drei Kriterien können uns den Ausschluß einer Plazenta praevia sichern:

die Darstellung des eindeutigen Übergangs der Plazentagrenze in die Uteruswand (Abb. 68) ist vorwiegend im Längsschnittbild einstellbar;

die Darstellung der Uterus-Blasengrenze (Aufnahmen bei gefüllter Harnblase Abb. 69); und der kindliche Kopf „dichtet ab", d. h. es ist kein Plazentagewebe zu erkennen, welches zwischen Kopf und Uteruswand nach unten zieht;

die Plazenta praevia eindeutig zu erkennen, gelingt am besten bei einer gleichzeitig bestehenden Querlage, wie dies in den Abbildungen 72 und 73 dargestellt ist.

Kann bei der Erstuntersuchung keine Aussage im Sinne einer eindeutigen Sicherung oder eines Ausschlusses gemacht werden, sind kurzfristige Kontrolluntersuchungen unerläßlich.

In den folgenden Abbildungen (74 und 75) wird gezeigt, wie die einzelnen Plazentabefunde sich im Ultraschallbild voneinander unterscheiden.

Yet, it will be as difficult as important to distinguish by differential diagnosis deep placental location from placenta praevia. Placenta praevia may be ruled out by three criteria:

Clear visualization of fusion of placental margin with uterine wall, detectable mainly by longitudinal split-image adjustment (Fig. 68);

Representation of uterus-bladder boundary (Fig. 69, recorded with filled urinary bladder);

"Sealing" foetal head, i.e. no downward placental tissue is visible between head and uterine wall.

Placenta praevia will be detected more easily in cases of transverse presentation, as shown in Figs. 72 and 73.

If presence or absence of placenta praevia cannot be clearly established by first examination, follow-up checks in short intervals will be indispensable.

Ultrasonographic differences between various placental findings are shown in Figs. 74 and 75.

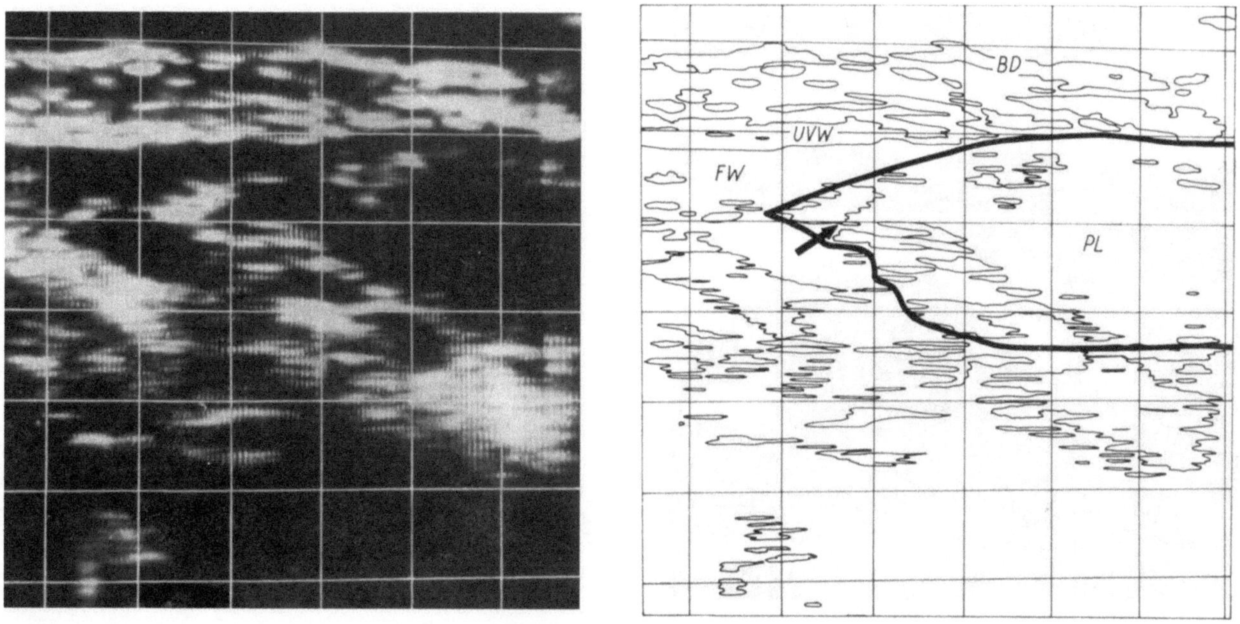

Abb. 68
Vorderwandplazenta im Längsschnittbild. Die amniale Grenzschicht ist deutlich hervorgehoben, wenig Strukturechos. Spitzwinkliger Übergang der Plazentagrenze in die Uteruswand oberhalb des Schädels; keine Plazenta praevia.

Fig. 68
Longitudinal section of anterior-wall placenta; clearly marked amniotic boundary layer; only few structural echoes; placental margin connected in form of acute angle to uterine wall above skull; no placenta praevia.

4.3. Größen- und Dickenmessung der Plazenta

Das Größen- und Dickenwachstum im Schwangerschaftsverlauf ist durch ständige Kontrolluntersuchungen zu ermitteln. Wir konnten aus insgesamt 230 Dickenmessungen ab Ende des 3. Schwangerschaftsmonates bis zum Geburtstermin eine Kurve des Dickenwachstums erarbeiten. Es lagen zum Zeitpunkt der Untersuchung normale Schwangerschaften vor. Hinterwandplazenten wurden nur bei eindeutiger, übersichtlicher Darstellung herangezogen. Die Uteruswand ist in die Messung wegen schlechter Abgrenzbarkeit einbezogen und mit ca. 1 cm zu veranschlagen. Gemessen wurde die jeweils im Längs- und Querschnittbild übereinstimmende Stelle maximaler Dicke bei senkrecht aufgestelltem Schallkopf.

Wir fanden eine kontinuierliche Dickenzunahme mit einem Maximum in der 35. Woche und leichtem Abfall danach, wie in Abbildung 76 dar-

4.3. Measurement of placental size and thickness

Placental growth in terms of general dimensions and thickness must be followed up continuously throughout pregnancy. The authors have prepared a curve of thickness growth on the basis of 230 thickness measurements which were taken between the end of the third month of pregnancy and date of confinement. All pregnancies were normal at the time of examination. Cases of posterior-wall placenta were included only when clear-cut, uninvolved representation was possible. The uterine wall was included in measurement for poor delimitability and should be assumed to account for about one centimetre. All measurements were taken of one and the same point of maximum thickness in longitudinal and transverse images, with vertical application of the transducer.

The authors found continuous thickness growth

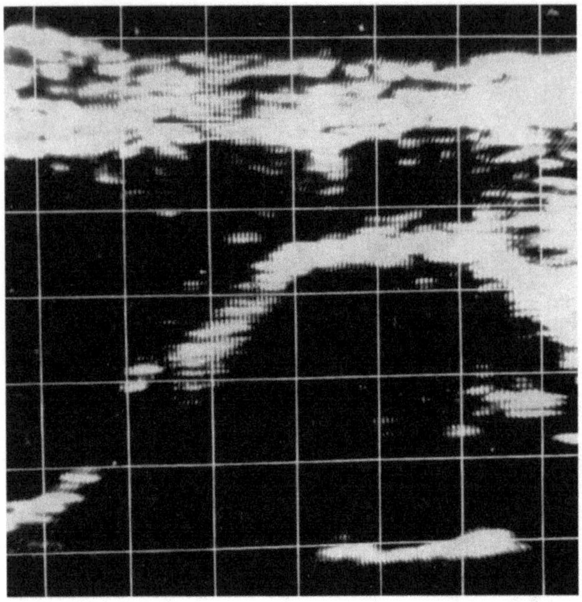

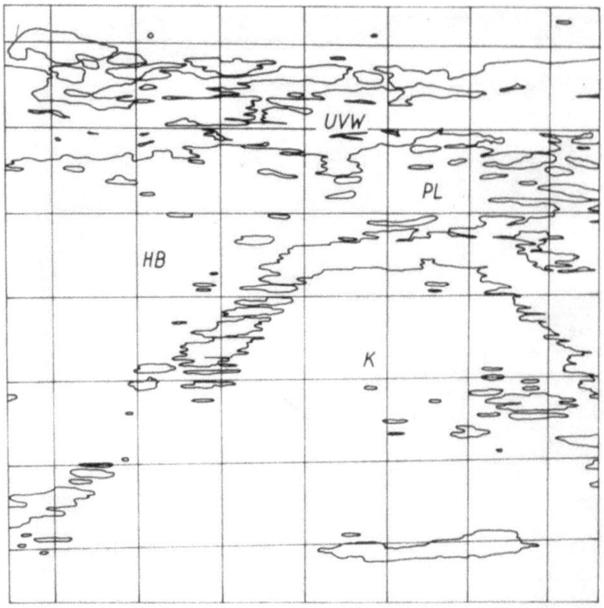

Abb. 69
Ausschluß einer Plazenta praevia bei Blutung und hochstehendem Kopf in der 33. Schwangerschaftswoche. Medianer Längsschnitt bei voller Harnblase. Der Kopf liegt der Blasenwand unmittelbar an. Die Plazenta endet eindeutig oberhalb des Blasengebietes.

Fig. 69
Differentiation for absence of placenta praevia despite haemorrhage and elevated head in 33rd week of pregnancy; longitudinal section in median line, with filled urinary bladder; head situated adjacent to bladder wall; placenta, clearly, ends above bladder region.

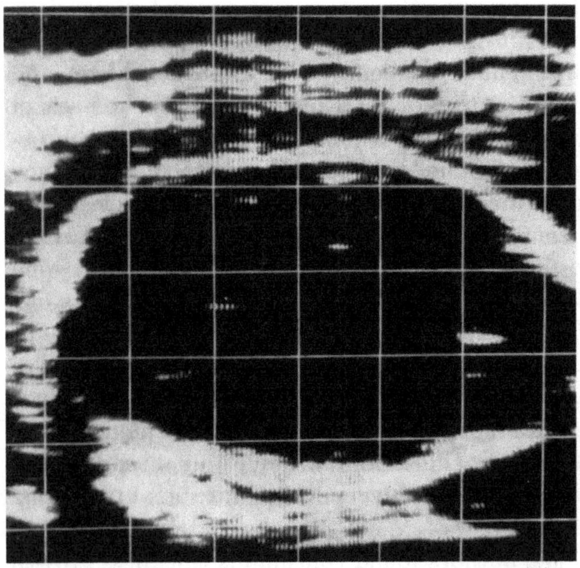

Abb. 70
Querschnittsbild 6 cm oberhalb der Symphyse in der 33. Schwangerschaftswoche. Fetale Schädelechos (biparietaler Durchmesser 8,2 cm) Kopf dichtet nach vorn zur Uteruswand ab. Plazentaechos enden mit beginnendem Schädelecho; keine Plazenta praevia.

Fig. 70
Cross-section 6 cm above symphysis in 33rd week of pregnancy; cranial echoes from foetus (8.2 cm in biparietal diameter); head close to anterior wall of uterus; placental echoes ending with beginning cranial echoes; no placenta praevia.

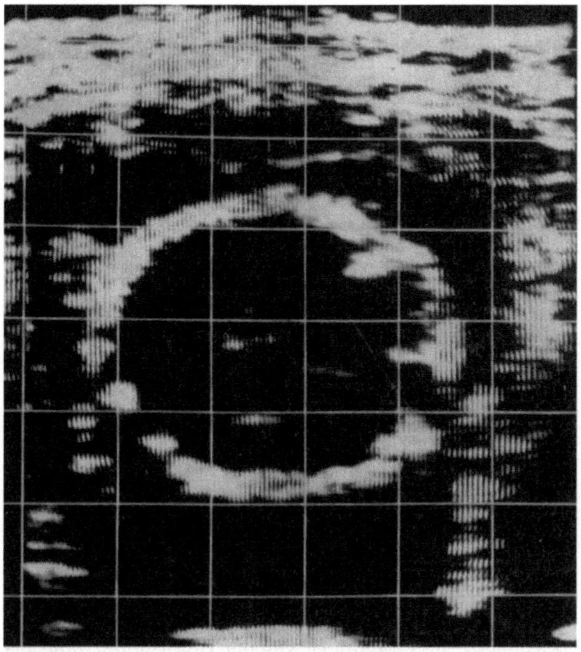

Abb. 71
Querschnittsbild 5 cm oberhalb der Symphyse. Kindliches Schädelecho in der 26. Schwangerschaftswoche (biparietaler Durchmesser 6,5 cm). Im Vergleich zu Abbildung 70 dichtet der Kopf nicht ab. Zwischen Kopf und Uteruswand ist ein schmaler Saum von Plazenta und Fruchtwasserechos zu erkennen.

Fig. 71
Cross-section 5 cm above symphysis; echo from foetal skull in 26th week of pregnancy (6.5 cm in biparietal diameter); position of head different from that shown in Fig. 70, no sealing; narrow margin of echoes from placenta and amniotic fluid recordable from small gap between head and uterine wall.

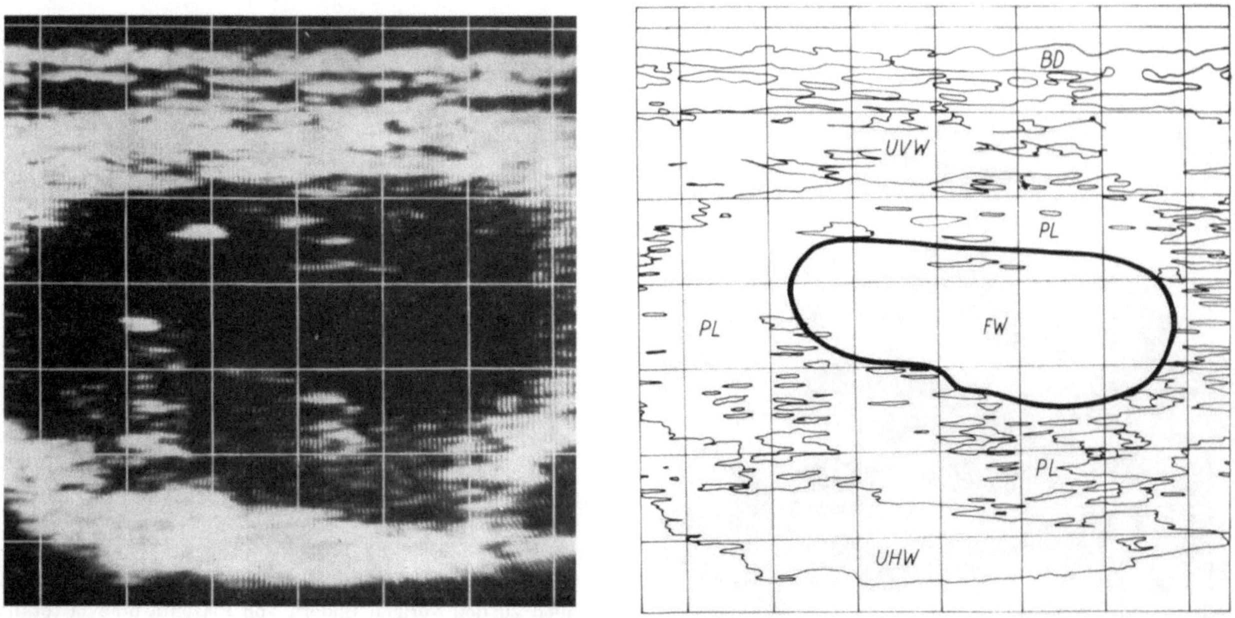

Abb. 72
Plazenta praevia in der 39. Schwangerschaftswoche. Querschnittsbild 3 cm oberhalb der Symphyse. Die Plazentaechos sind an der Vorder- und Hinterwand sichtbar. Kein Schädelecho.

Fig. 72
Placenta praevia in 39th week of pregnancy; cross-section from 3 cm above symphysis; placental echoes recordable from anterior and posterior walls; absence of cranial echoes.

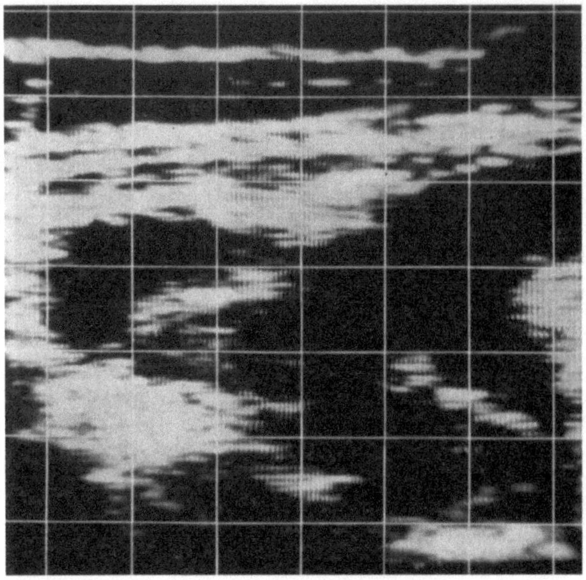

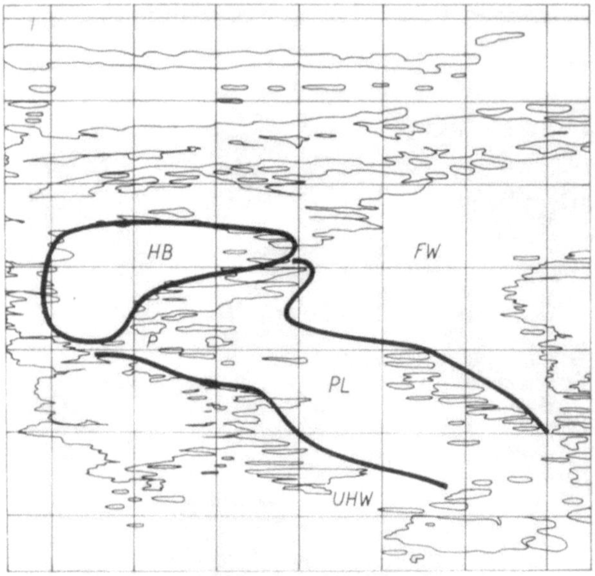

Abb. 73
Die gleiche Patientin wie in Abbildung 72. Längsschnitt mit voller Harnblase. Die Plazenta ist von der Uterushinterwand bis ins Portiogebiet zu verfolgen.

Fig. 73
Same patient as in Fig. 72; longitudinal section with filled urinary bladder; placenta may be traced from posterior wall of uterus to cervical region.

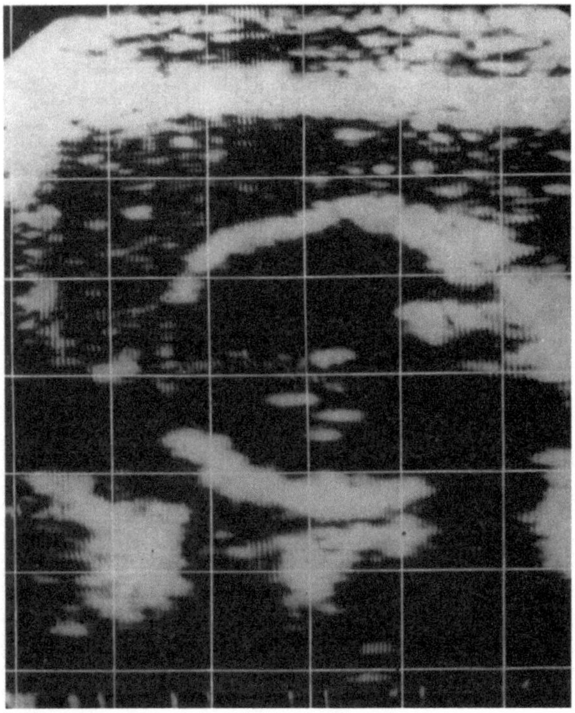

Abb. 74
Plazenta praevia partialis. Medianer Längsschnitt. Im Unterschied zu den vorigen Bildern von Plazenta praevia totalis ist die Masse der Plazentaechos oberhalb des Kopfes lokalisiert, nur ein Lappen zieht nach unten.

Fig. 74
Partial placenta praevia; longitudinal section in median line; majority of placental echoes localized above head, with only one lobe running downwards, different from previous illustrations of total placenta praevia.

gestellt. Man sieht auf diesem Bild auch, daß Gestoseplazenten gehäuft dick sind und — wie wir aus der Praxis wissen — auch klein im Durchmesser.

up to the 35th week, followed by slight decline, as shown in Fig. 76. The figure confirms also that thick placenta is a very frequent picture in cases of gestosis, and, in addition, it is known from practice that a gestotic placenta is small in diameter.

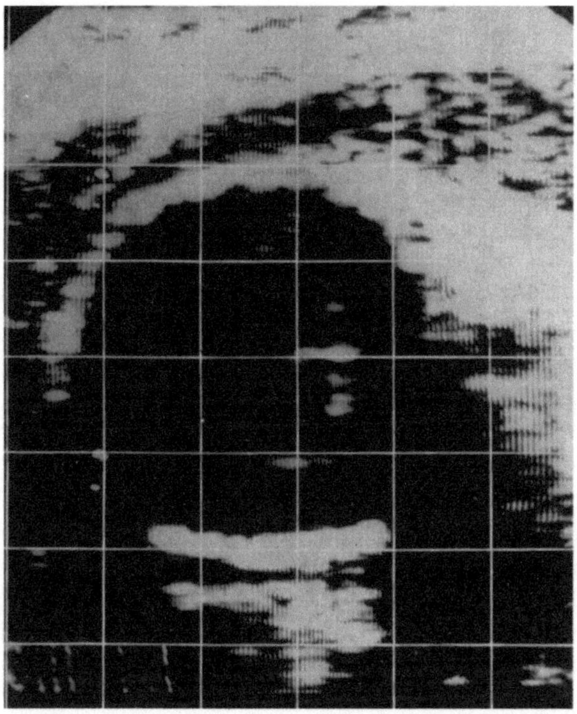

Abb. 75
Tiefsitzende Vorderwandplazenta. Medianer Längsschnitt. Die Plazentaechos schieben sich bis dicht an die Schädelechos heran.

Fig. 75
Anterior-wall placenta in low position; longitudinal section in median line; placental echoes coming close to cranial echoes.

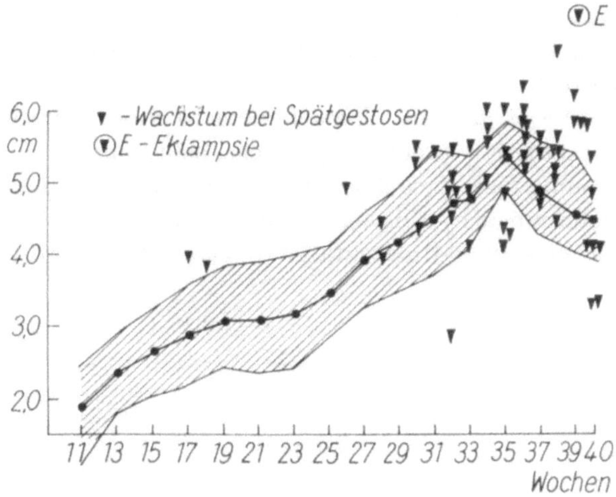

Abb. 76
Graphische Darstellung der normalen Dickenwachstumskurve der Plazenta ($\pm$ $1^1/_2$ s) im Schwangerschaftsverlauf. Die dreieckig gekennzeichneten Fälle stammen von Gestosepatientinnen (aus: PRENZLAU u. a., Zbl. Gynäk. **95** (1973) 12).

Fig. 76
Graphic representation of normal curve for thickness growth of placenta ($\pm$ 1.5 s) during pregnancy; cases with triangular marking are gestosis patients (from PRENZLAU et al., Zbl. Gynäk. **95** (1973) 12).

4.4. Die Plazenta im Vergleich mit anderen Parametern

4.4.1. Lokalisation und Dickenmessung der Plazenta im Vergleich zur Plazentafunktion

Die Größen- und Dickenbestimmung bekommt also anscheinend Bedeutung bei der Diagnostik einer pathologischen Schwangerschaft.

Verstärktes Dickenwachstum konnte bisher auch bei Rh-Inkompatibilität und Diabetes mellitus gefunden werden. Es handelt sich vorwiegend um ödematöse bzw. hydropische Plazentaauftreibungen (Abb. 77 und 78).

Überschreiten der oberen Normgrenze der Plazentadicke bei Rh-Konflikt bedeutet anscheinend Gefahr für den Feten. Bei ausgedehnten Vorderwandplazenten, bei denen keine Amniocentese und damit keine Spektralanalyse des Fruchtwassers möglich ist, können aus der Plazentadicke Schlußfolgerungen für ein therapeutisches Vorgehen gezogen werden.

Auch bei Gestosen kann eine normale Dicke der Plazenta ein Indikator für den Grad der Gefährdung darstellen, oft schon vor Manifestierung der Gestosesymptomatik, speziell der Ödembildung bei der Mutter (Abb. 76 und 79). Bei der Gestose muß die besondere Dicke der Plazenta im Ultraschallbild so gedeutet werden, daß ein starkes Blutangebot die Plazenta aufschwemmt bei gleichzeitig ungenügendem Austausch an den Grenzflächen und fibrosierenden Vorgängen; denn nach der Entbindung sind diese Plazenten ja oft klein und dünn.

Die bevorzugte Lokalisation der Plazenta im Fundusbereich konnte in einer Untersuchungsreihe an 63 Plazenten bei Schwangeren mit einer Spätgestose gefunden werden, so daß eine Korrelation zwischen Plazentasitz und Gestosegeschehen zu bestehen scheint. Erste Untersuchungen mit dem DHEA-Belastungstest unterstützen diese Behauptung, denn mit Hilfe dieses Tests ermittelte Funktionsstörungen fanden sich gehäuft bei dicken Fundusplazenten (PRENZLAU et al. 1973).

4.4. Comparison between placental and other parameters

4.4.1. Localization and thickness measurement of placenta versus placental function

It seems to be quite obvious that for diagnosis of pathological pregnancy some importance must be attributed to determination of size and thickness.

Increased thickness growth has been found to be a phenomenon concomitant also to Rh incompatibility and diabetes mellitus. These are, predominantly, cases of oedematous or hydropic placental distension (Figs. 77 and 78).

In cases of Rh incompatibility, surpassing of the upper threshold of placental thickness obviously means danger to the foetus. If no amniocentesis and, consequently, no spectral analysis of the amniotic fluid because of pronounced adherence of the placenta to the anterior wall, placental thickness may be used as a criterion by which to decide therapeutic action.

Normal thickness of the placenta in cases of gestosis may also indicate the given degree of danger, an indicator which quite often will be available before manifestation of gestosis symptoms, such as oedematization in the mother (Figs. 76 and 79). Gestosis accompanied by excessive placental thickness in an ultrasonographic trace should be interpreted to the effect that distension of the placenta has been caused by excessive blood supply accompanied by insufficient exchange along the interfaces and fibrotic processes, since such placentas often are small and thin after birth.

Preferred fundal localization of the placenta was recorded from examination of 63 gravidae with advanced gestosis, which seemed to suggest a correlation between placental location and the course of gestosis. These findings obviously were supported by preliminary checks, using the DHEA loading test, since most of the functional disorders determined by this test were recorded from cases of thick fundal placenta (PRENZLAU et al., 1973).

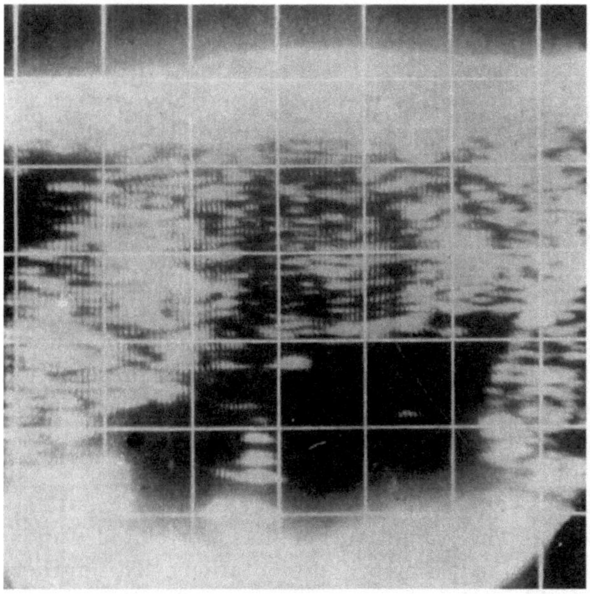

Abb. 77
Echogramm einer hydropischen Vorderwandplazenta in der 32. Schwangerschaftswoche. Rh-Inkompatibilität. Querschnittsbild im Fundusbereich; maximale Dicke 6 cm.

Fig. 77
Echogram of hydropic anterior-wall placenta in 32nd week of pregnancy; Rh incompatibility; cross-section of fundic region; maximum thickness: 6 cm.

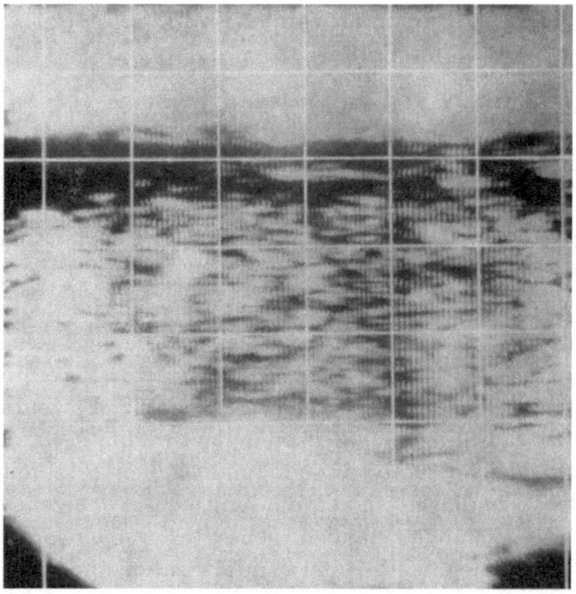

Abb. 78
Echogramm einer hydropischen Hinterwandplazenta in der 38. Schwangerschaftswoche. Rh-Inkompatibilität. Querschnittsbild in Nabelhöhe. Maximale Dicke 7 cm.

Fig. 78
Echogram of hydropic posterior-wall placenta in 38th week of pregnancy; Rh incompatibility; cross-section at navel level; maximum thickness: 7 cm.

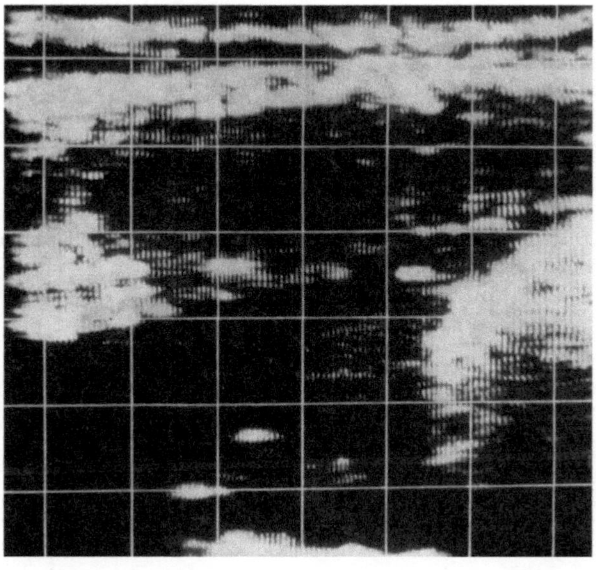

Abb. 79
Vorderwandplazenta bei Spätgestose in der 32. Schwangerschaftswoche. Querschnittsbild im Fundus. Plazentadicke 5,5 cm, daneben Steiß-Echos des Feten.

Fig. 79
Anterior-wall placenta of case of advanced gestosis in 32nd week of pregnancy; cross-section of fundic region; thickness of placenta 5.5 cm, foetal breech echoes next from it.

4.4.2. Lokalisation im Vergleich zu Kindeslage, Alter und Parität

Plazentasitz und Kindeslage korrelieren ebenfalls miteinander, wodurch der Ultraschallbefund der klinischen Versorgung und Betreuung einer Schwangeren nutzbar gemacht werden kann. So sind in der überwiegenden Mehrzahl der Fälle Frucht und Plazenta so angeordnet, daß das Kind mit der Bauchseite zur Plazenta liegt.Plazentasitz auf der rechten Seite des Uterus bedingt eine I. Lage und umgekehrt. Jede vierte Plazenta praevia bedingt eine Querlage, jede 62. Plazenta praevia bedingt eine Beckenendlage (SCHLENSKER). Der gleiche Autor bringt fundusnahen Sitz mit Beckenendlagen in Verbindung. Unsere eigenen Untersuchungen fanden gehäuftes gemeinsames Vorkommen von Hinterwandplazenten und Bekkenendlage. Auch andere Parameter im Vergleich zur Lokalisation sind geprüft worden (Abb. 80). Bei der während der Schwangerschaft oft wechselnden Kindslage war bisher eine Vorhersage der definitiven Lage am Geburtsbeginn so gut wie unmöglich. Nach den genannten Ultraschalluntersuchungen kann nunmehr zumindest mit einer gewissen Wahrscheinlichkeit eine diesbezügliche Prognose gestellt werden.

4.4.2. Localization versus presentation, age, and parity

There is another correlation, namely between placental location and foetal presentation. Therefore, ultrasonic findings may be directly used to the benefit of clinical attention. Most of all cases, for example, are characterized by foetus-to-placenta positional correlations in which the abdominal side of the foetus is directed towards the placenta. Placental location on the right side of the uterus will go together with I. presentation and vice versa. One in four cases of placenta praevia will be concomitant with transverse presentation, and one in 62 cases of placenta praevia will be accompanied by breech presentation (SCHLENSKER). The same author has correlated fundal location with breech presentations. The authors of this Atlas found posterior-wall adherence to occur quite often together with breech presentation (Fig. 80). Other parameters somewhat related to localization were also studied. So far, no prediction was possible of definite foetal presentation at the date of confinement, on account of frequently changes in presentation during pregnancy. Now, with the above ultrasonic studies, prognostication has become feasible with at least some probability.

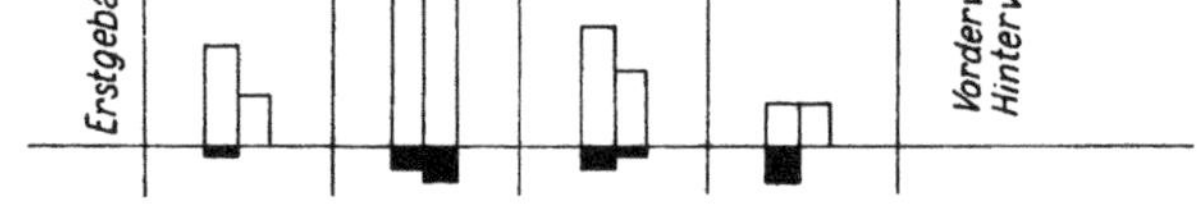

Abb. 80
Verteilungsspiegel von Vorderwand- und Hinterwandplazenta bei 300 Schwangeren nach Alter und Parität.

Fig. 80
Distribution of anterior-wall and posterior-wall placentae in 300 gravidae, by age and pariety.

4.5. Die Plazentografie als Vorbedingung für andere diagnostische und therapeutische Methoden

Die Ultraschall-Plazentografie ist eine voraussetzende Untersuchung für weitere diagnostische und therapeutische Methoden, wie in Tabelle 2 dargelegt. Sicher sind einige Methoden noch in der Forschung, aber unabhängig davon ist die Kenntnis des Plazentasitzes für jeden Schwangerschaftszustand ein Gewinn.

4.5. Diagnostic and therapeutic methods, depending on placentography

Ultrasonic placentography may provide the platform from which to take further diagnostic and therapeutic action, as may be seen from Table 2. While some of the potentially related and resulting methods still are under investigation, knowledge of placental location will always be beneficial to any treatment of pregnancy.

Tabelle 2

Plazentalokalisation zur Amniocentese

Ziel	transabdominale Amniocentese	transabdominale Plazentapunktion	transabdominale Instillation
Aussagen über	Fruchtwassergewinnung	Plazentagewebegewinnung	weitere Diagnostik und Therapie
	Spektralanalyse (Zonenbestimmung nach LILEY)		ggf. Amniografie
	Stoffwechseluntersuchungen		Intrauterine Austauschtransfusion bei Rh-Inkompatibilität
	Immunbiologische Untersuchung (AK-Bestimmung)	Plazentafunktion mit Hilfe der Phasenkontrastmikroskopie	
	Chromosomenuntersuchungen		
	Übertragungsdiagnostik, wenn Amnioskopie unmöglich		

Die Ultraschall-Plazentografie als Vorbedingung für weitere diagnostische und therapeutische Methoden

Table 2

Localisation of placenta for amniocentesis

Purpose	Transabdominal amniocentesis	Transabdominal puncture of placenta	Transabdominal instillation
Information about items given in following lines	Collection of amniotic fluid	Collection of placental tissue	Further diagnosis and therapy
	Spectral analysis (zonal assesment according to LILEY)		Consideration of amniography
	Testing of metabolism		Intra-uterine exchange transfusion for Rh incompatibility
	Immunobiological testing (identification of antibodies)	Phase contrast microscopy for assessment of placental function	
	Chromosomal testing		
	Transmissive diagnosis, if amnioscopy proves unfeasible		

Ultrasonic placentography, a prerequisite for further diagnostic and therapeutic methods

Die transabdominale Amniocentese ist ein vielgeübter Eingriff bei Vorliegen einer Rh-Inkompatibilität zum Gewinnen von Fruchtwasser zur Spektralanalyse.

Aber auch in anderen Fällen, z. B. bei Gestose oder anderen Formen der Plazentainsuffizienz muß auf die Amniocentese immer dann zurückgegriffen werden, wenn die Amnioskopie nicht gelingt, aber unbedingt ein makroskopischer oder biochemischer Fruchtwasserbefund erhoben werden muß. Das Plazentaareal wird ausgemessen und in ein Schema eingezeichnet.

Die optimale Punktionsstelle ist im Schulter-Halswinkel des Kindes. Dort befindet sich meist ein „Fruchtwassersee". Aber auch andere Stellen bieten sich an und werden ebenfalls im Schema markiert (Abb. 81).

Gelegentlich ist es erforderlich — und von uns auch mit Erfolg ausgeübt — die Amniocentese unter Sicht am Ultraschallbild vorzunehmen, insbesondere bei genetischen Untersuchungen in der Frühschwangerschaft.

Transabdominal amniocentesis is quite a common approach to obtain amniotic fluid for spectral analysis in cases of Rh incompatibility. Yet, it is used also in other cases, for example, gestosis or other forms of placental insufficiency, whenever failure is experienced with amnioscopy in a situation where macroscopic or biochemical amniotic fluid testing is essential. Placental area then will be measured and the measures plotted on a diagram.

The shoulder-neck angle of the foetus is considered as the optimum site of puncture, as, generally, one will find there a "lake of amniotic fluid". Other points are also possible and marked in the diagram (Fig. 81).

Sometimes, it has proved to be necessary — and has been done quite successfully by the authors of this Atlas — to perform amniocentesis under ultrasonographic visual control, at first in genetic examination.

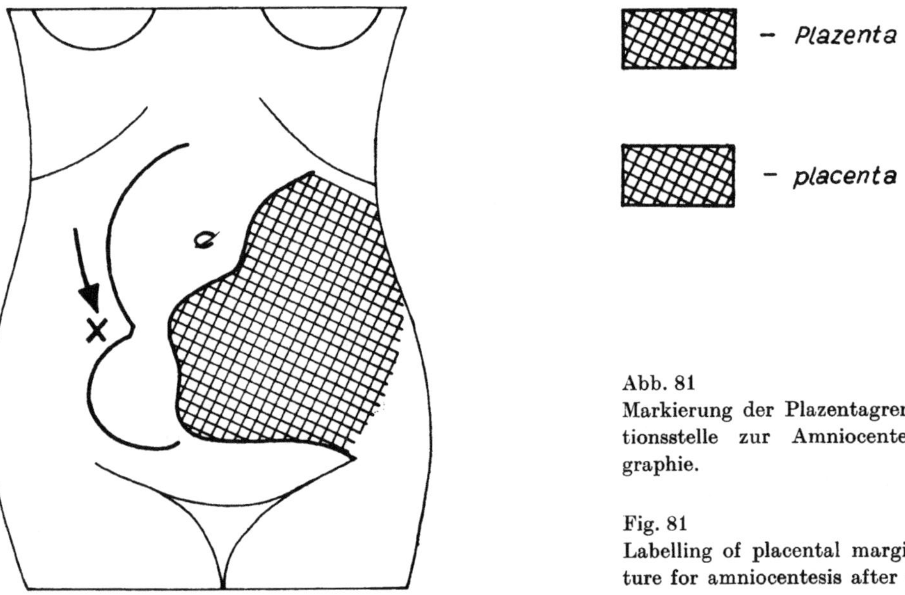

Abb. 81
Markierung der Plazentagrenzen und der optimalen Punktionsstelle zur Amniocentese nach Ultraschallplazentographie.

Fig. 81
Labelling of placental margins and optimum site of puncture for amniocentesis after ultrasonic placentography.

4.6. Einige Fragen der Plazentaentwicklung

Neben diesen klinisch anwendbaren Ultraschallbefunden konnten mit der Ultraschalldiagnostik auch Fragen nach der Entwicklung der Plazenta aus dem Chorion und der Dezidua beantwortet werden.

Die Frühschwangerschaft läßt schon eine Plazenta erkennen, wenn auch die Konturen unschärfer und die Struktur dichter erscheint.

Ab 10. bis 11. Woche (Fruchtsackgröße 4 bis 4,5 cm) grenzt die Plazenta sich schon deutlich ab.

In der 6. Woche (Abb. 82) ist der Fruchtsack noch von einer gleichmäßig dicken Schicht umgeben. Der Bereich der künftigen Plazenta ist ab 9. Woche erkennbar durch eine Verdichtung der Echos (Abb. 83).

Abbildung 84 zeigt dieselbe Plazenta in der 12. Woche. Sie liegt — jetzt deutlich erkennbar — an der Hinterwand im Fundusbereich.

In den Abbildungen 84 und 85 liegen eine 12. bzw. 13. Schwangerschaftswoche vor. Mit der

4.6. Aspects relating to placental development

So far many clinical applications of ultrasonic findings have been shown. In addition to these, ultrasonic diagnosis has proved to be helpful also in elucidating certain aspects relating to the development of the placenta from the chorion and decidua.

A placenta may be detected even in early pregnancy, though outlines are less distinct and structures rather dense. Clearer placental distinction may be seen in the tenth and eleventh weeks, when the amniotic sac is between 4 cm and 4.5 cm in size.

In the sixth week (Fig. 82) the amniotic sac still is enwrapped in a layer of homogenous thickness. The area of the future placenta will become detectable in the ninth week by increasing echo density (Fig. 83).

Fig. 84 shows the same placenta in the twelfth week, when it may be seen to lie, clearly, in the fundal zone of the posterior wall.

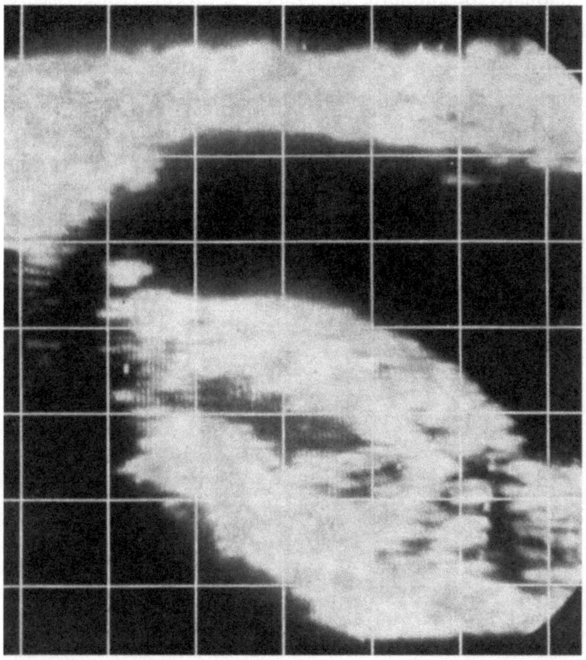

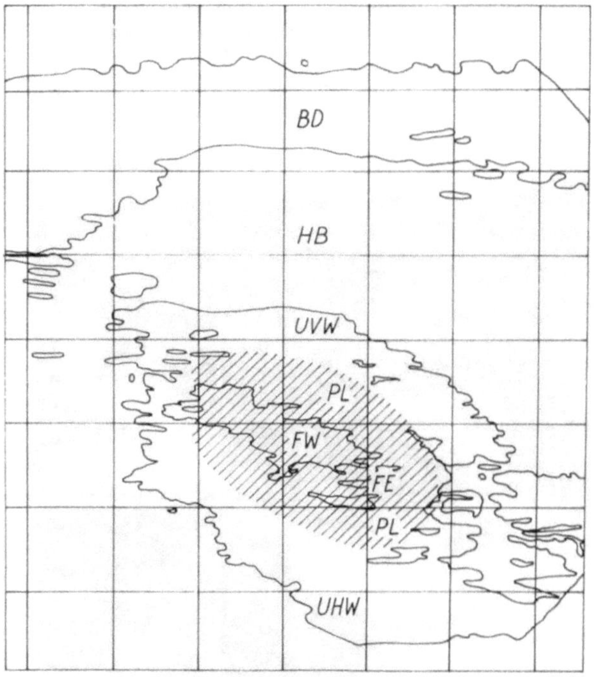

Abb. 82
Längsschnitt in der Mittellinie in der 6. Schwangerschaftswoche. Außer der vollen Harnblase ist der Fruchtsack im Cavum dargestellt. Die Chorionzotten sind noch zirkulär vorhanden. Keine Abgrenzung der Plazenta.

Fig. 82
Longitudinal section in median line in sixth week of pregnancy; amniotic sac shown above filled urinary bladder in uterine cavity; circular remnants of chorionic villi; no delimitation of placenta.

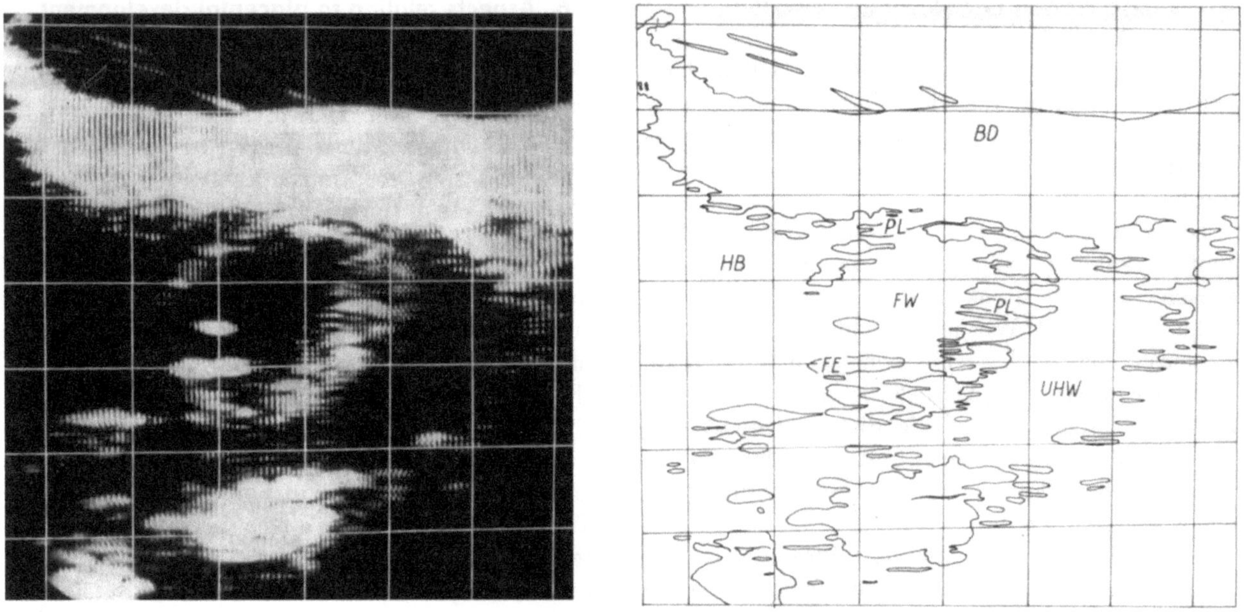

Abb. 83
Längsschnitt in der Mittellinie in der 9. Schwangerschaftswoche. Fruchtsackdurchmesser 4,0 × 4,5 cm. Deutliche fetale Strukturen. Die künftige Plazenta ist als Verdickung an der Uterushinterwand zu erkennen.

Fig. 83
Longitudinal section in median line in ninth week of pregnancy; diameter of amniotic sac: 4.0 cm × 4.5 cm; clearly visible foetal structures; future growth of placenta visible as thickening at posterior wall of uterus.

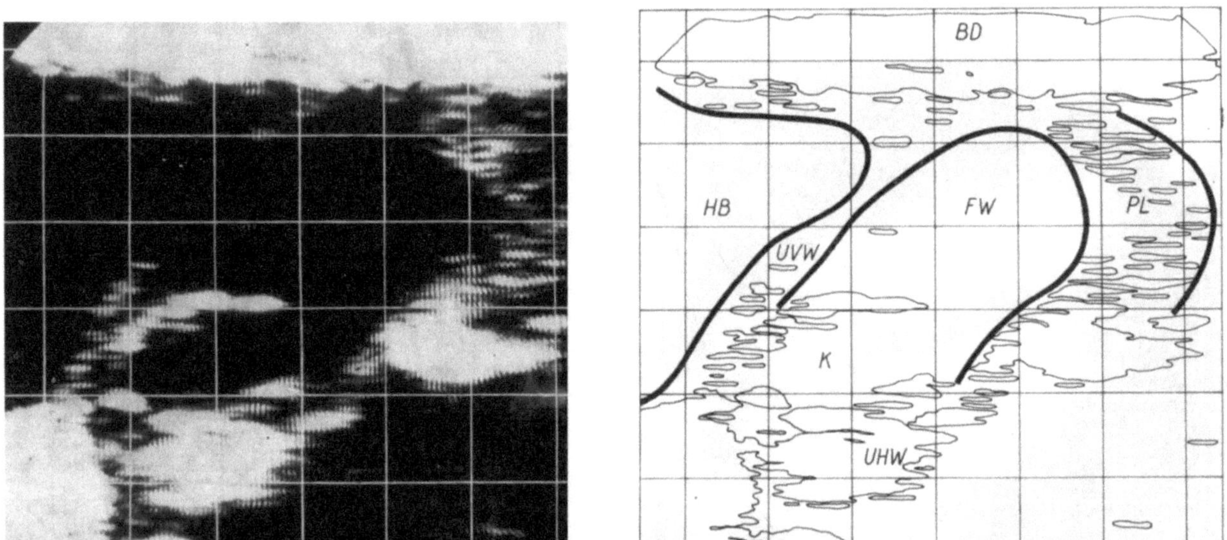

Abb. 84
Längsschnitt in der 12. Schwangerschaftswoche. Gleiche Patientin wie in Abbildung 83. Der kindliche Kopf ist jetzt dargestellt. Die Plazenta ist deutlich an der Hinterwand und am Fundus zu erkennen.

Fig. 84
Longitudinal section in twelfth week of pregnancy; same patient as in Fig. 83; foetal head now represented; placenta clearly visible at posterior wall and fundus.

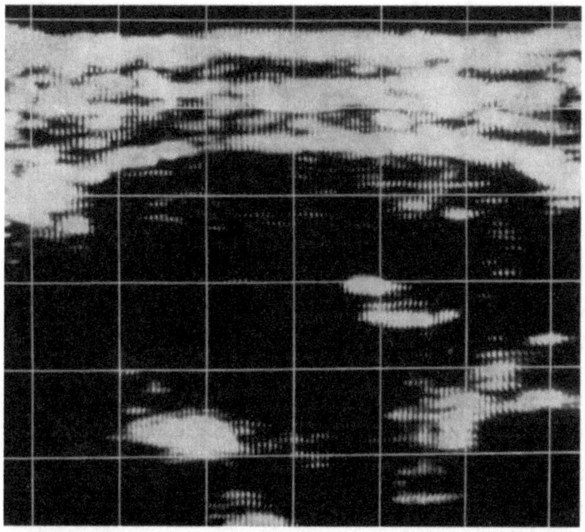

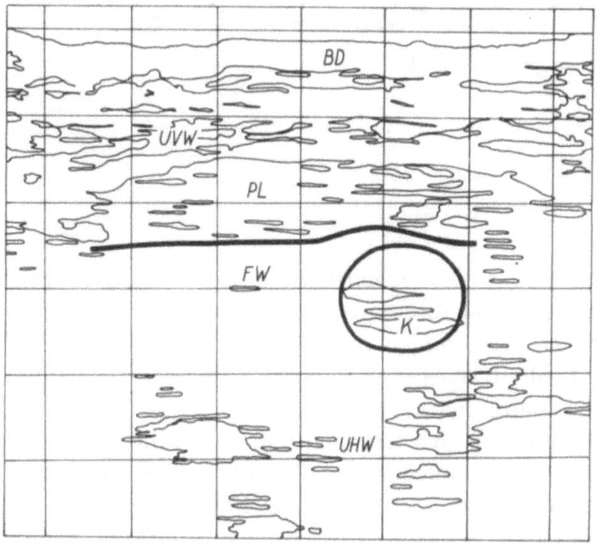

Abb. 85
Querschnitt in der 13. Schwangerschaftswoche oberhalb der Symphyse. Deutliche Vorderwandplazenta mit klarer Abgrenzung. Auch das Schädelecho ist jetzt ausgebildet. Plazentadicke 2,0 cm.

Fig. 85
Cross-section above symphysis in 13th week of pregnancy; clearly delimitated anterior-wall placenta; cranial echo now present; placenta thickness: 2.0 cm.

Kalzifizierung und damit Darstellung des Kopfes ist auch eine Ausbildung der Plazenta mit einer durchschnittlichen Dicke von 2,0—2,5 cm erreicht.

Damit stellt — wie in den ersten Abschnitten schon erwähnt — die 12. Schwangerschaftswoche einen markanten Punkt im morphologischen Bild des Ultraschall-Echogramms dar, sowohl hinsichtlich des Fruchtsackes, als auch des fetalen Kopfes und der Plazenta.

The pictures shown in Figs. 84 and 85 were taken in the twelfth or 13th week of pregnancy, respectively. Calcification gives the possibility to represent the head, and the placenta has been formed to an average thickness of 2 cm to 2.5 cm.

It is for these development phases that the twelfth week of pregnancy marks an outstanding phase with regard to the morphology shown by ultrasonic echography, the major developments being those of the amniotic sac, foetal head, and placenta at large.

5. Seltene Befunde im Ultraschallbild

Die bisher besprochenen Befunde stellen das Gros von Ultraschallbildern dar, wie sie in der täglichen Praxis vorkommen.

Deshalb ist es auch berechtigt, diese erste Gruppe von Befunden als typisch anzusprechen und ihre Darstellung im Ultraschallbild zu verallgemeinern. Die Zuverlässigkeit in der klinischen Aussagefähigkeit ist hoch, und die Forschung kann in manchen Punkten, z. B. bei der Beurteilung des biparietalen Durchmessers, der Plazentalokalisation u. a., als abgeschlossen angesehen werden. Andere Parameter, wie z. B. die Thoraxmessung oder die Beurteilung der Schulter-Steißlänge, die Auswertung von Plazentaform und Plazentagröße, sind noch im Forschungsprogramm enthalten. Die hier dargestellten Kenntnisse basieren auf bisherigen Untersuchungsergebnissen; sie sind insofern auch für die klinische Anwendung typisch und zuverlässig. Von ihnen können aber noch weitere Fortschritte erwartet werden.

Die dritte Gruppe von Befunden soll in diesem Kapitel besprochen werden.

Hierzu gehören Miß- und Fehlbildungen, bestimmte Erkrankungen der Mutter mit Folgen für die Leibesfrucht — wie z. B. Infektionskrankheiten — und die Kombination von gynäkologischen Tumoren mit der Schwangerschaft. Es handelt sich dabei um sehr selten vorkommende Zustandsbilder, welche für die klinische Praxis nicht unproblematisch sind, sowohl vom therapeutischen Verhalten her als auch vom Gesichtspunkt der Psyche der Schwangeren. Um so bedeutungsvoller ist es, durch Anwendung des Ultraschallverfahrens zu einer möglichst frühzeitigen Sicherung der Diagnose zu gelangen.

Schon heute kann man sagen, daß dies für grobe Mißbildungen — wie Anencephalus oder Hydrocephalus — zuverlässig möglich ist, und daß in anderen Fällen von Mißbildungen — wie z. B. Spaltbildungen — eine Wahrscheinlichkeitsaussage zu machen ist, wie in einer der letzten Mitteilungen von Ramzin et al. (1973) gezeigt wurde. Sie leiten die Wahrscheinlichkeit einer Mißbildung

5. Rare findings in ultrasonography

The findings so far described are typical of the majority of ultrasonographic traces as obtained in routine work.

This first, typical, group, therefore, may be considered as being of general validity when it comes to ultrasonographic traces. Clinical information obtainable from them is high and of great reliability, and research can be considered as complete in certain respects, for example, determination of biparietal diameter and localization of the placenta. Other parameters are part of current research programmes, including thorax measurement, assessment of shoulder-breech lenght, as well as evaluation of shape and size of the placenta. Knowledge described in this context is based on results already obtained from studies and examinations and, consequently, is both typical and reliable when it comes to clinical application. These findings appear to hold promise for more progress.

In this chapter, reference will be made to a third group of findings.

Included in this group are abnormalities and malformations, certain diseases of the mother with consequences for the foetus, such as infectious diseases, and presence of gynaecological tumours concomitant with pregnancy. These are very rare findings with problems regarding both therapy and psychic condition of the gravida. The more importance should be attributed to earliest possible diagnosis with the aid of ultrasonic techniques.

Even today, such early diagnosis is possible with dependability for strongly conspicuous malformations, such as anencephalus and hydrocephalus, while less conspicuous malformations, such as schistasis, may be predicted with some probability, according to one of the more recent communications by Ramzin et al. (1973). Their probability assessment of a malformation is based on deviation of the biparietal diameter from normal dimensions. They succeeded in establishing a highly significant difference, with malformation probability rising from 0.06 per cent to more

von der Normabweichung des biparietalen Durchmessers ab und fanden einen hochsignifikanten Unterschied mit Anstieg der Mißbildungswahrscheinlichkeit von 0,06% auf über 13%. Die bei uns beobachteten seltenen Befunde kann man in zwei Gruppen gliedern. Es sind einmal reine Schwangerschaftsbefunde und zum anderen Kombinationen von Schwangerschaft und Tumor.

than 13 per cent. The rare findings observed by the authors of this Atlas may be differentiated by two groups, viz. genuine pregnancy findings and combination of pregnancy with tumour.

5.1. Seltene Schwangerschaftsbefunde

Am Beginn dieses Abschnittes ist in Abbildung 86 ein ganz normales Echogramm eines Schädels in der 33. Woche wiedergegeben. Es ist das gleiche Bild wie in Abbildung 31 und soll dem Vergleich mit den nun folgenden Bildern dienen. Man erkennt sogar auf dem gut gelungenen Echogramm, daß es sich um eine II. Schädellage handelt. Die Rundung des rechts liegenden Hinterhauptes unterscheidet sich von den Echos des links dargestellten Gesichtsschädels mit Augenhöhlen und Nase. Diese aus einer Momentaufnahme nur zu ahnenden Deutungen sind aber berechtigt, weil sie beim Abfahren mit dem Schallkopf deutlich hervortreten. Hierin liegt auch der Schlüssel für die noch zu klärende Möglichkeit einer genaueren Konturbeurteilung bei der Erkennung von Mißbildungen.

Die Abbildungen 87—91 zeigen Hydramnionbefunde. Auf diesen Bildern ist die Aussage „Hydramnion" die einzige mögliche Aussage. Es bleibt

5.1. Rare gestational findings

Fig. 86 shows a normal echogram of a skull, taken in the 33rd week. The picture is identical with Fig. 31 and repeated for comparison with the pictures that follow in this chapter. Echography has been quite successful in this case, showing precisely a II. cranial presentation. The rounded shape of the occiput, on the right, is clearly separated from the echoes reflected from the viscerale with orbital cavities and nose, shown on the left. While these interpretations are made on the vague basis of a snapshot, their justification is proved clearly by transducer scanning. This is the very key by which eventually to open a possibility for more accurate reference to outlines in early detection of malformations.

The pictures shown in Figs. 87 through 91 are hydramnion findings. For them "hydramnion" is the only possible interpretation. Suspicion of malformation remains according to general experience obtained from clinical hydramnion

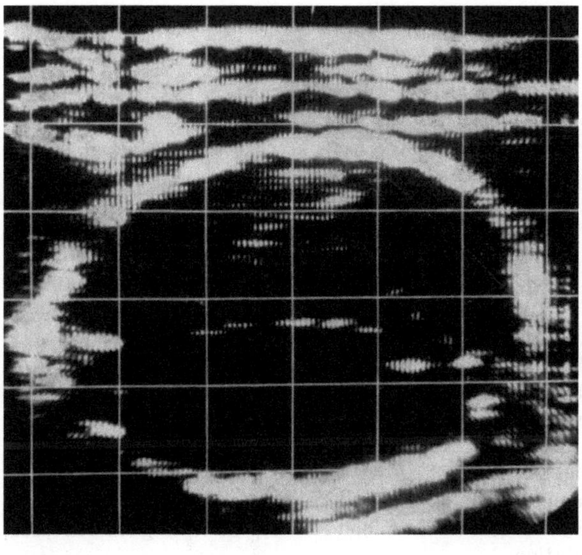

Abb. 86
Biparietaler Querschnitt durch einen normalen fetalen Schädel in der 33. Schwangerschaftswoche. Man erkennt von oben nach unten die Echos von Bauchdecken, Uterusvorderwand und linkem Parietalbereich; dann das typische Mittelecho, darunter rechter Parietalbereich und Uterushinterwand (II. Schädellage) (aus: BAYER, Zbl. Gynäk. **93** (1971) 1460).

Fig. 86
Biparietal cross-section through normal foetal skull in 33rd week of pregnancy; echoes from abdominal wall, anterior wall of uterus, and left portion of parietal region (top to bottom); typical median echo and, underneath, right portion of parietal region as well as posterior wall of uterus (II. vertex presentation); (from BAYER, Zbl. Gynäk. **93** (1971) 1460).

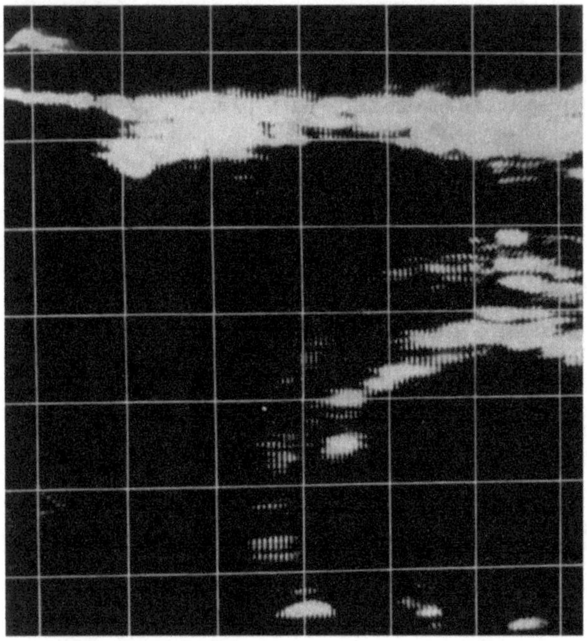

Abb. 87
Echogramm eines Hydramnion im unteren Uterinsegment, Längsschnitt mit Bauchdeckenechos, sehr dünnem Uterus-Wand-Echo und Schädelechos.

Fig. 87
Echogram of hydramnion in lower segment of uterus; longitudinal section with echoes from abdominal wall and skull, very weak echoes from uterine wall.

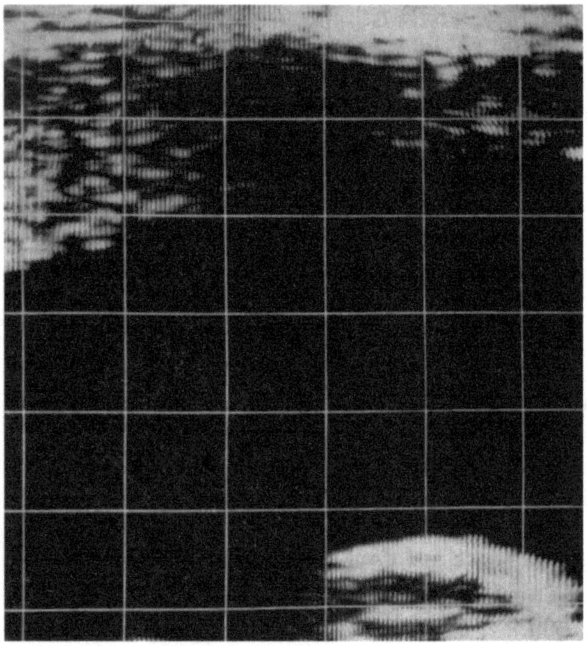

Abb. 88
Querschnitt zwischen Nabel und Symphyse bei Hydramnion in der 34. Woche. Man erkennt vorn Plazentaechos, dann den großen Fruchtwasser-See und unklare Echos vom Feten.

Fig. 88
Cross-section between navel and symphysis in case of hydramnion, taken in 34th week of pregnancy; placental echoes detectable in foreground and echoes from large amount of amniotic fluid; diffuse echoes from foetus.

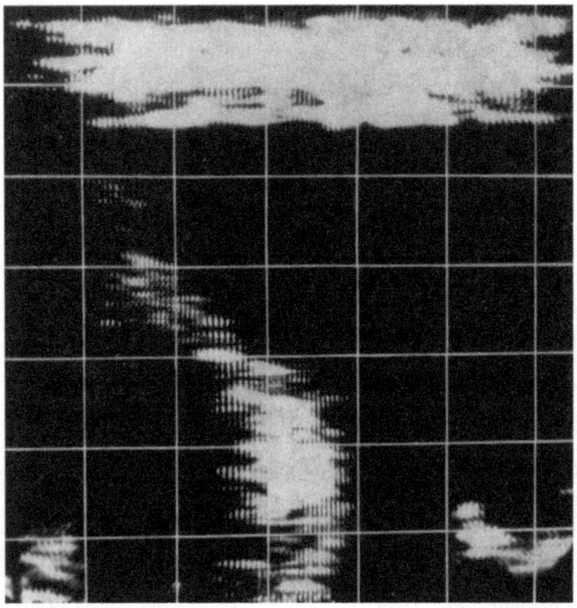

Abb. 89
Gleiche Patientin wie in Abbildung 88. Querschnitt kurz oberhalb der Symphyse. Auch hier können nur unklare fetale Echos nachgewiesen werden, die dem Steiß entsprechen.

Fig. 89
Same patient as in Fig. 88; cross-section just above symphysis; again diffuse foetal echoes indicating breech presentation.

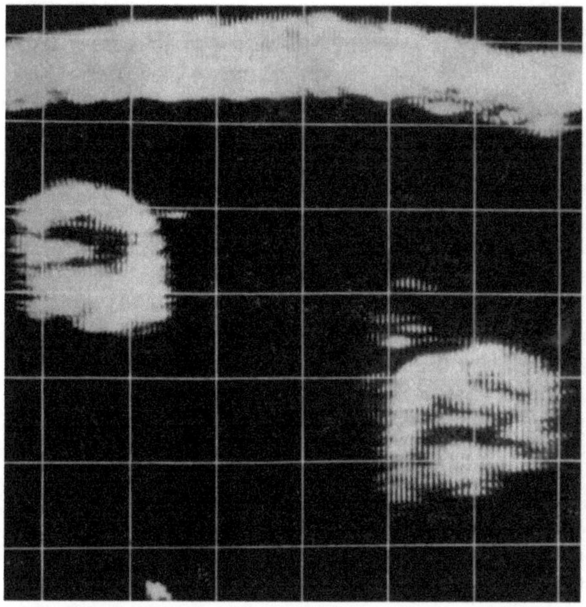

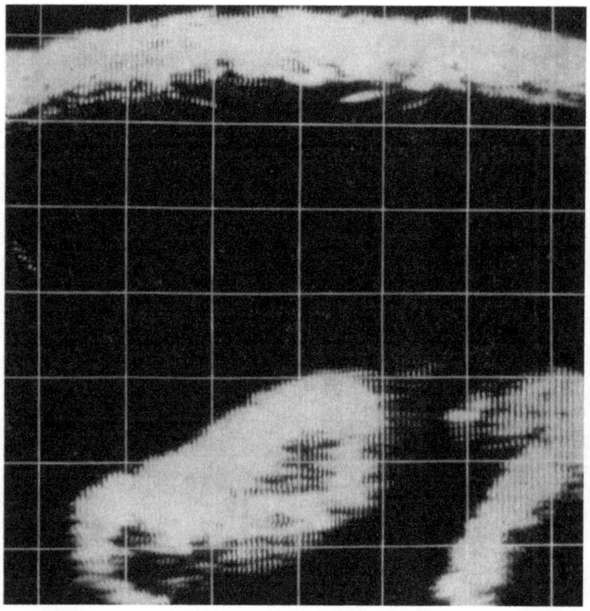

Abb. 90 und 91
Hydramnion. Querschnitte mit quer und längs getroffenen kleinen Teilen.

Figs. 90 and 91
Hydramnion; cross-sections with transversely and longitudinally recorded small parts.

der Verdacht auf Mißbildungen, wie wir ihn von der klinischen Hydramniondiagnose her auch kennen. Man sieht bei allen Bildern — die Abbildungen 88—91 stammen von der gleichen Patientin — daß bei derartigen Befunden die Ultraschalldiagnostik auch ihre Grenzen hat. Bei dem von uns verwendeten Gerät mit schnellem Bildaufbau kann die Eindringtiefe 15 cm nicht überschreiten, ohne die „Aufbauschnelligkeit" und damit die Bildqualität zu gefährden. Lange muß man mit dem Schallkopf das Objekt „abfahren", um zu der Diagnose „Hydramnion mit Einlingsschwangerschaft ohne erkennbare grobe Mißbildungen" zu gelangen.

Der Gedankengang gliedert sich ein in die Überlegungen, welche im Zusammenhang mit der Erkennung von Mehrlingen oder Plazentasitz in der Spätschwangerschaft in den anderen Abschnitten dargestellt wurden.

Ein Hydramnion ist oft ein Hinweis auf vorliegende Mißbildungen. Wir haben bei unseren bisher in der Ultraschall-Sprechstunde beobachteten ausgeprägten Hydramnien (von dem Befund „reichlich Fruchtwasser" soll hier nicht gespro-

diagnosis. Yet, all pictures also reveal the limitations of ultrasonic diagnosis regarding such findings (Figs. 88 through 91 were taken from one and the same patient). With the fast moving image forming unit used in this case, penetration depth of 15 cm cannot be exceeded without endangering the "rate of image formation" and, consequently, image quality. Transducer scanning must be continued long time and with great care and patience, before the diagnosis "hydramnion with one-foetus pregnancy without detectable strong malfomation" can be made.

These concepts should be understood as being integrated with the considerations made earlier with reference to detectability of multiple pregnancy or placental location in advanced pregnancy.

Hydramnion quite often is an indicator to the presence of malformation. The authors of this Atlas had pronounced hydramnion findings in their public ultrasound consultations (not comparable with the finding "much amniotic fluid"), and they have repeatedly diagnosed at early dates anencephalus and hydrocephalus.

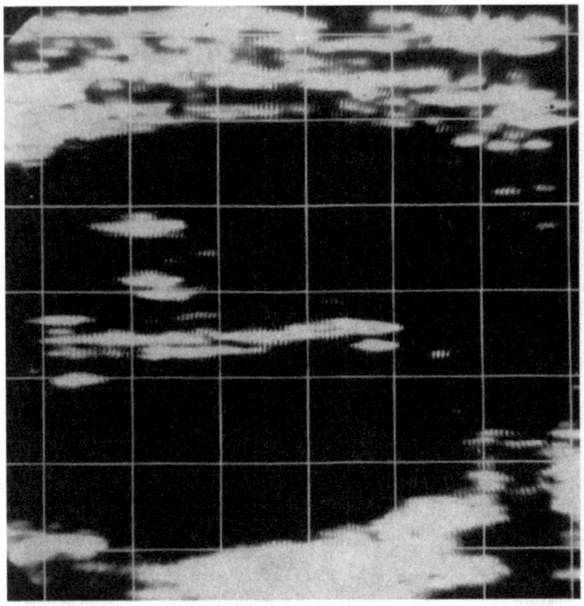

Abb. 92
Querschnitt-Aufnahme. Es sind Echos der Schädelbasis in viel Fruchtwasser dargestellt. (Vergleiche auch die Relation von Fruchtwasser zu mütterlichen und fetalen Echos in den Normalabbildungen.)

Fig. 92
Recorded cross-section; echoes from base of skull in large amount of amniotic fluid; (cf. normal pictures giving relationship between amniotic fluid and maternal as well as foetal echoes).

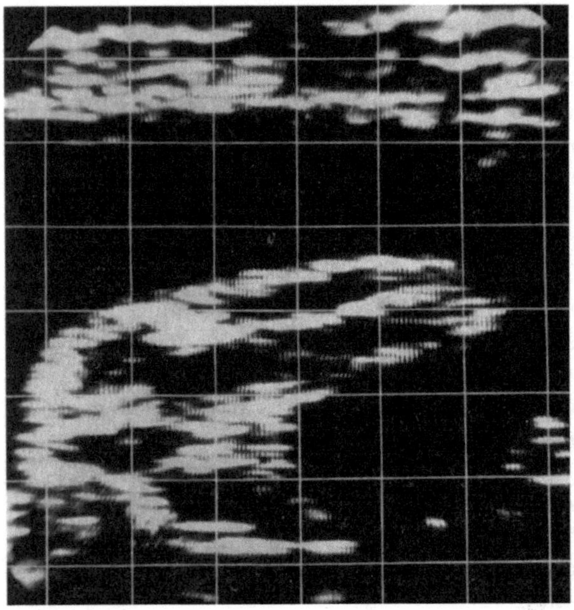

Abb. 93
Gleiche Patientin wie in Abbildung 92. Längsschnitt. Typische Torpedoform des Anencephalus.

Fig. 93
Same patient as in Fig. 92; longitudinal section; typical torpedo shape of anencephalus.

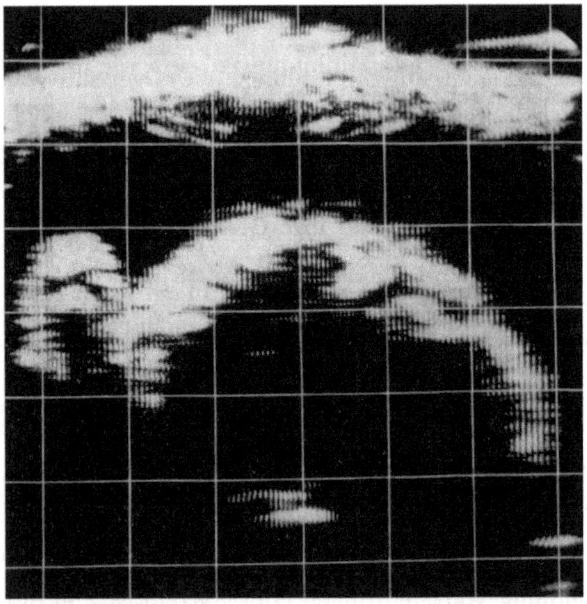

Abb. 94
Anencephalus im Querschnittbild. Unterhalb der Bauchdekken stellt sich der atypische Schädel dar.

Fig. 94
Cross-section of anencephalus; typical sull shown beneath abdominal wall.

chen werden) mehrmals einen Anencephalus oder auch einen Hydrocephalus gesehen und zu einem relativ frühen Zeitpunkt diagnostiziert.

Die Bilder sind — besonders im letzten Schwangerschaftsdrittel — nicht immer leicht einzustellen. Die Diagnose selbst ist dann eindeutig. Abbildung 92 zeigt einen Anencephalus. In den folgenden Abbildungen, insbesondere beim Vergleich des ante- und postnatalen Befundes kann man erkennen, daß sichere Diagnosen bei diesem Zustandsbild zu stellen sind. Die atypische Kopfform fällt im allgemeinen sofort auf.

Ähnlich ist es bei der Beurteilung der Größenverhältnisse, wenn man bei einem Hydrocephalus das Schwangerschaftsalter kennt. Abbildung 96 zeigt einen Befund zum gleichen Schwangerschaftszeitpunkt wie Abbildung 86 in der 33. Woche. Der biparietale Durchmesser von fast 12 cm ist nicht der einzige Hinweis auf die Liquorstauung. Auch im Schädelinneren zeigt das Mittelecho auf der linken Seite eine Aufspaltung, welche als Erweiterung des 4. Ventrikels zu deuten ist. Es ist auch möglich, einen Hydrocephalus zu diagnostizieren,

Sometimes, images are not easy to adjust, particularly, when it comes to the last three months of pregnancy. Diagnosis then will be unambiguous. Anencephalus is shown in Fig. 92. The pictures that follow and comparison between the prenatal and postnatal findings are likely to show that safe diagnosis of such condition is quite possible. Generally, the atypical shape of the head will be noticed at once.

Similarly, assessment of size will not be complicated, provided that in a case of hydrocephalus the number of pregnancy weeks is known. The picture shown in Fig. 96 was taken in the 33rd week, the same date to which reference was made also in Fig. 86. The biparietal diameter is almost 12 cm, but this is not the only indication to stasis of the cerebrospinal fluid. The intra-cranial median echo on the left side is split, which may be interpreted as expansion of the fourth ventricle. Hydrocephalus may be diagnosed also in cases where the biparietal diameter cannot be determined, for example, in cases of breech presentation when the foetal head is movable in the fundal

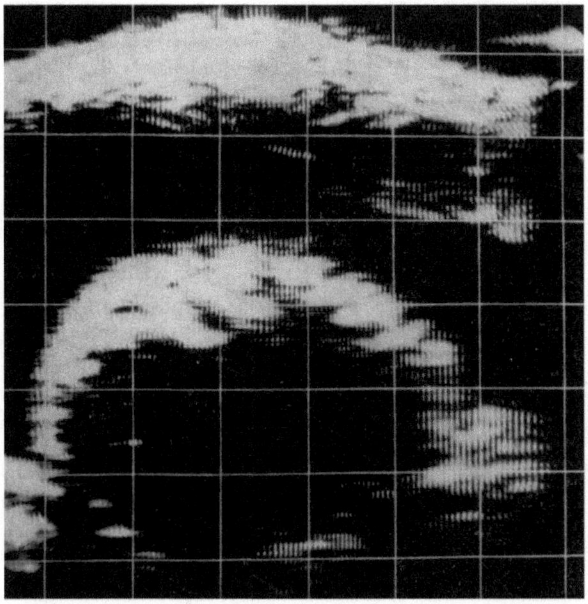

a

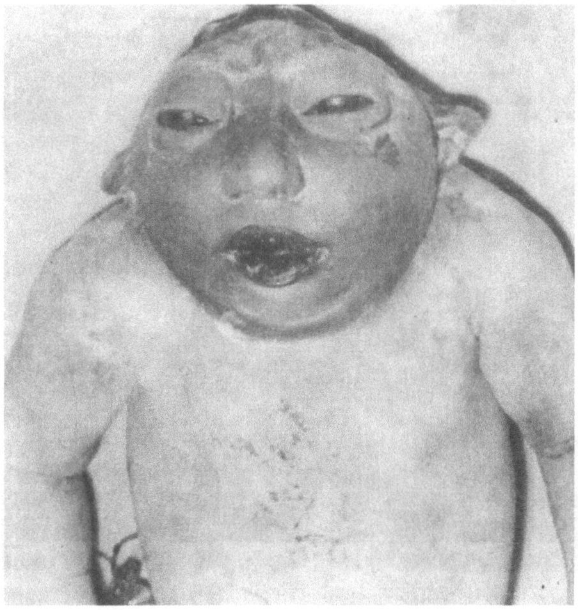

b

Abb. 95

a) Typische „Froschkopfdarstellung" im Querschnitt. Abgeplatteter Schädel und Ohrenechos;

b) Befund post partum zum Vergleich.

Fig. 95

a) Typical "frog head" in cross-section; flattened skull; echoes from ears;

b) Same findings after birth for comparison.

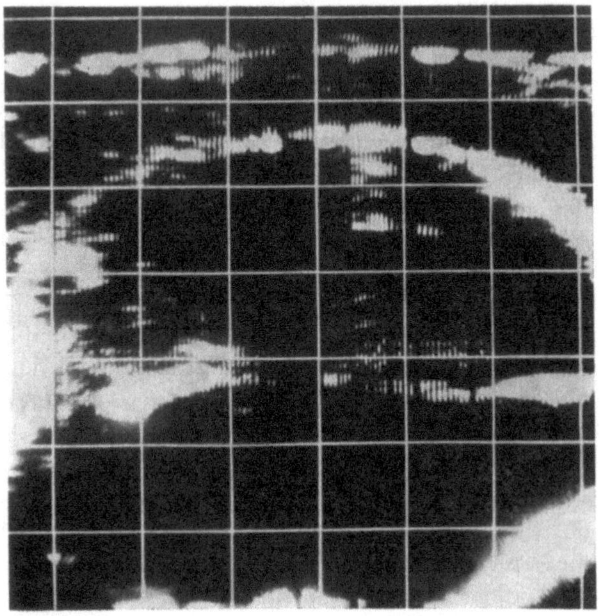

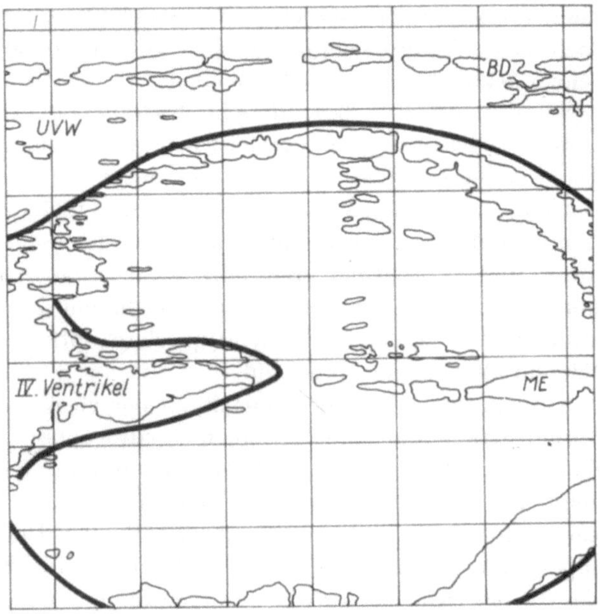

a a

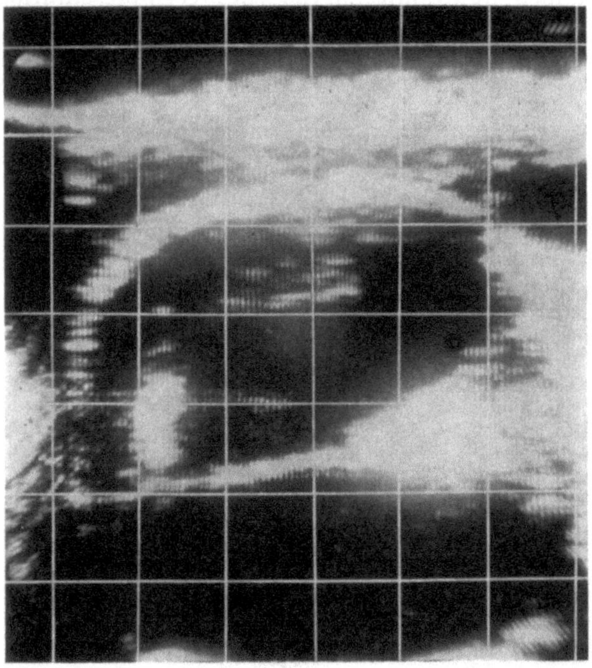

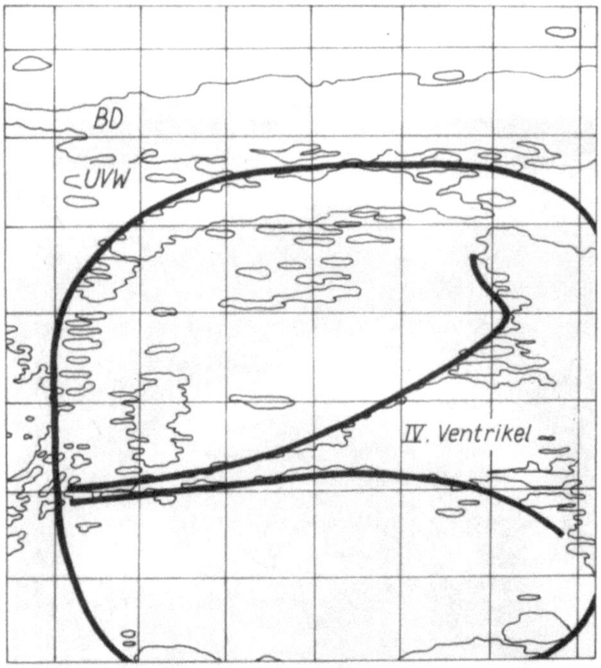

b b

Abb. 96
a) Querschnitt oberhalb der Symphyse bei Hydrocephalus. Aufgespaltenes Mittelecho links (aus: BAYER, Zbl. Gynäk. 93 (1971) 1460);
b) gleiche Patientin im Längsschnitt in der Mittellinie. Darstellung des 4. Ventrikels.

Fig. 96
a) Cross-section of hydrocephalus, taken above symphysis; split median echo, left (from BAYER, Zbl. Gynäk. 93 (1970) 1460);
b) Longitudinal section in median line of same patient; representation of fourth ventricle.

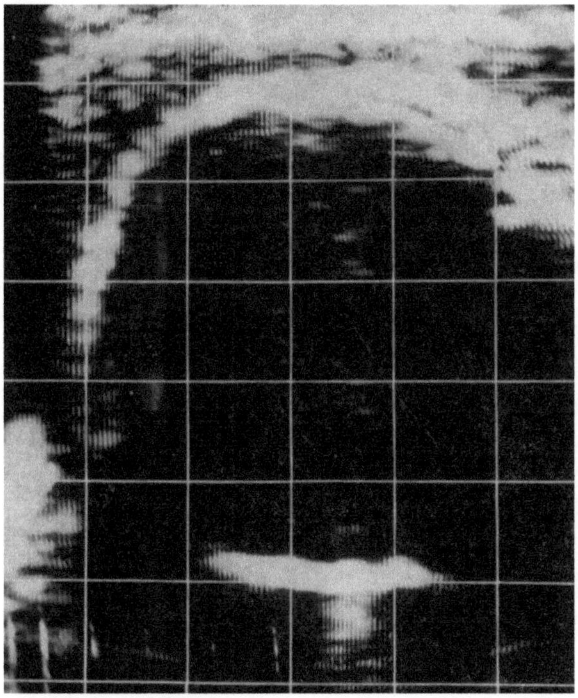

Abb. 97
Hydrocephalus im Querschnittbild oberhalb des Nabels. Schwangerschaft in der 30. Woche. Kein biparietaler Durchmesser, da kein Mittelecho. Beckenendlage.

Fig. 97
Hydrocephalus; cross-section above navel in 30th week of pregnancy; no median echo and, consequently, no biparietal diameter; breech presentation.

wenn man nicht den biparietalen Durchmesser einstellen kann, z. B. bei Beckenendlage, wenn der Kopf im Fundus beweglich ist. In Abbildung 97 ist ein solcher Fall dargestellt. Die Diagnose ist dann im Zusammenhang mit dem gesamten Ultraschallbefund, d. h. Größenrelationen von Kopf zu Thorax, Truncus und Plazenta und mit dem klinischen Befund zu sichern.

Zu den seltenen Befunden gehören auch die nächsten Abbildungen. Sie zeigen Möglichkeiten und Grenzen der Ultraschalldiagnostik. In Abbildung 98 erkennt man auf allen Bildern, daß sicher eine Mehrlingsschwangerschaft vorliegt. Wir vermuteten mit Vorbehalt Fünflinge. Die Bilder stammten aus der 17. Schwangerschaftswoche, in welcher dann die Abort-Ausstoßung von Achtlingen erfolgte. Die Abbildungen 98a—c wurden im Querschnitt zwischen Symphyse und Nabel, in Nabelhöhe und 5 cm über dem Nabel angefertigt. Man kann, aneinandergereiht, auf den linken Bildseiten übereinander 3 Köpfe und auf der rechten Seite einen Rumpf, darüber Wirbelsäule und dazugehörigen Kopf und wieder darüber Rumpf-(Steiß?-)Echos einer fünften Frucht erkennen. Aber darüber hinaus ist bei der Vielzahl der Echos nichts sicheres auszusagen.

region. A case of this kind is shown in Fig. 97. Diagnosis then must be secured with reference to all ultrasonic findings, that is, dimensional relations between head and thorax as well as trunk and placenta, and with due consideration of the clinical findings.

The following figures are also related to rare findings, showing potentiality and limitations of ultrasonic diagnosis. All pictures of Fig. 98 indicate, with fair certainty, multiple pregnancy. Presence of quintuplets is assumed with some reservation. The pictures were taken in the 17th week of pregnancy and immediately followed by abortion of octuplets. The pictures of Fig. 98a—c were taken from a cross-section between symphysis and navel i.e. at navel level and 5 cm above. By arranging the left picture sides in a row detection is possible of three superimposed heads and, on the right side, a trunk, a vertebral column on top, its head, and, again, trunk (breech) echoes of a fifth foetus. However, this is all abtainable information, not much against the background of so many echoes.

The two following figures are related to findings which are likely to illustrate the possibilities offered by ultrasonic diagnosis. Prenatal sex

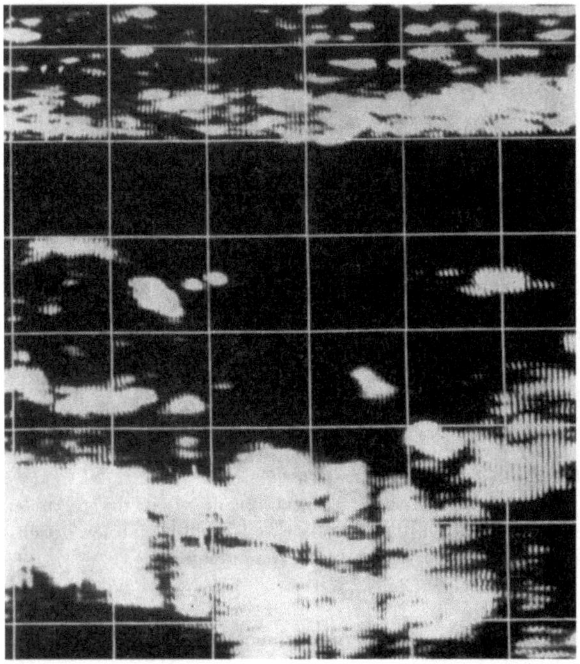

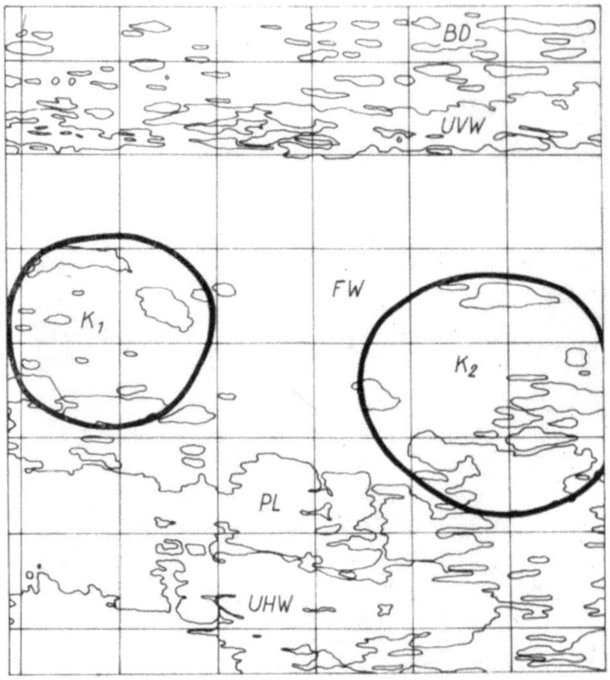

a

a

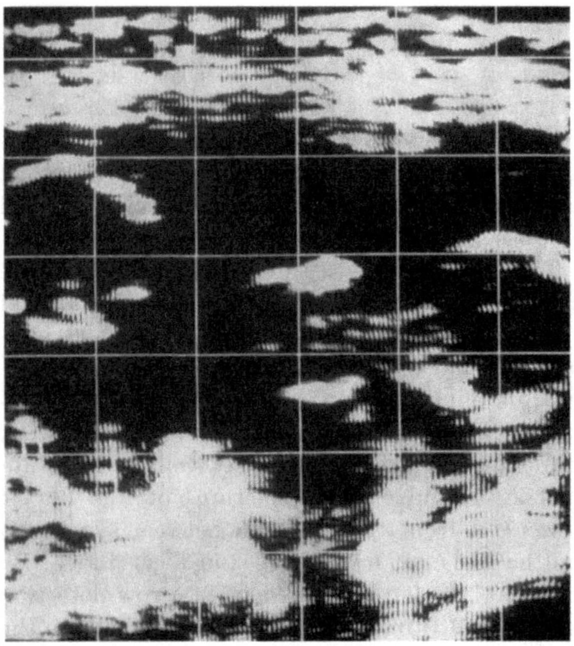

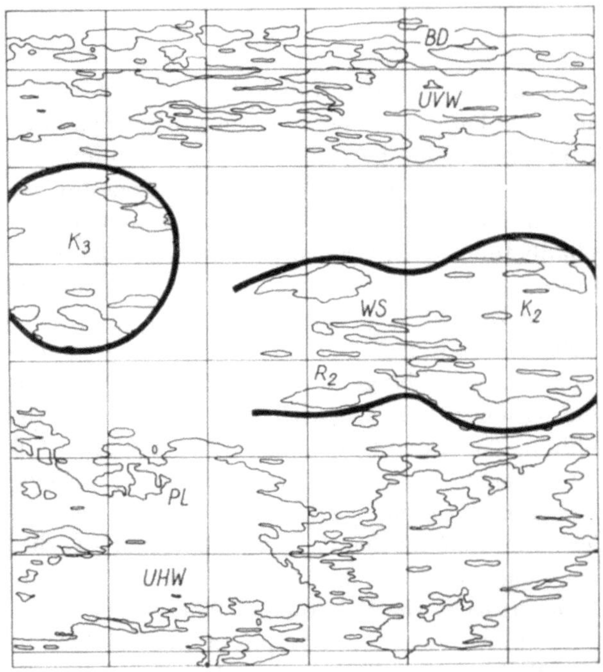

b

b

Abb. 98
a) Querschnittsaufnahmen zwischen Symphyse und Nabel;
b) in Nabelhöhe;

Fig. 98
a) Cross-section between symphysis and navel;
b) Cross-section at navel level;

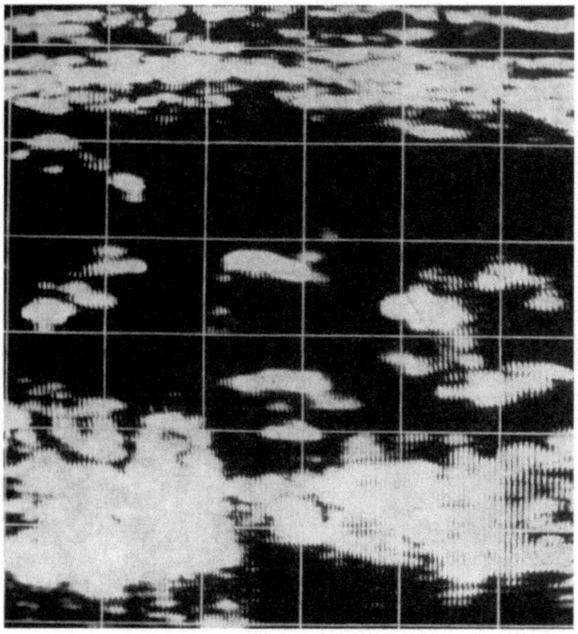

c

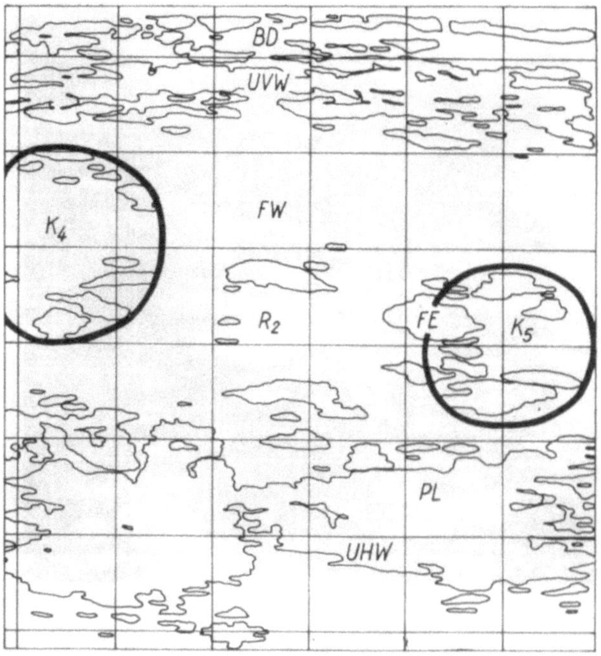

c

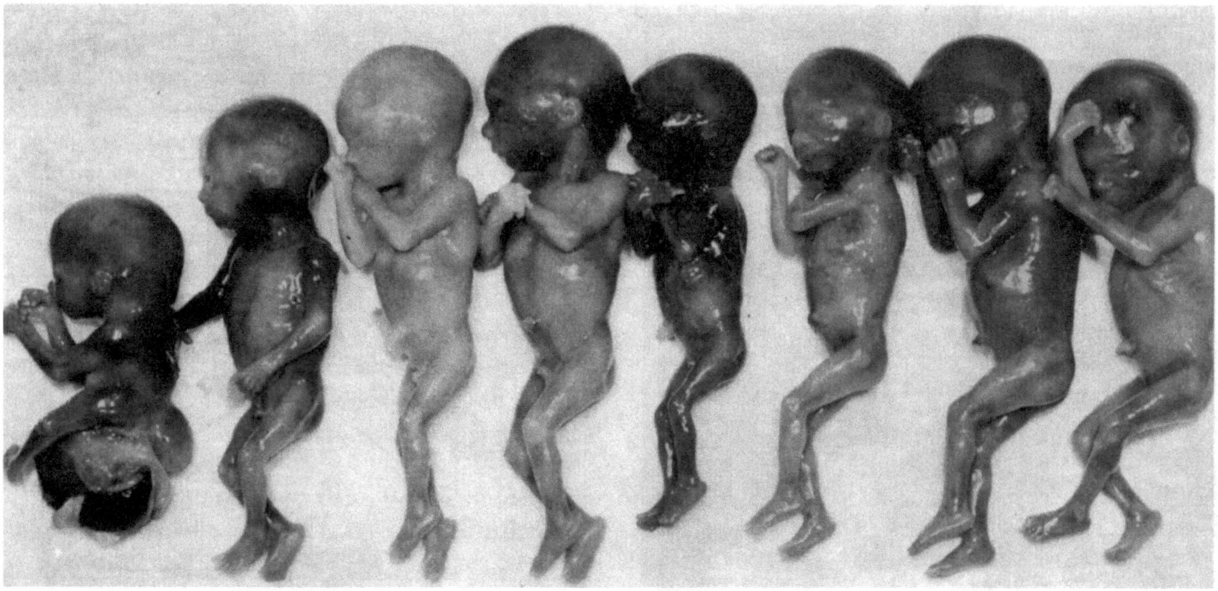

d

Abb. 98
c) 5 cm oberhalb des Nabels bei einer Achtlingsschwangerschaft in der 17. Woche;
d) Aufnahme nach der Ausstoßung.

Fig. 98
c) Cross-section 5 cm above navel in 17th week of octuple gestation;
d) Recording after delivery.

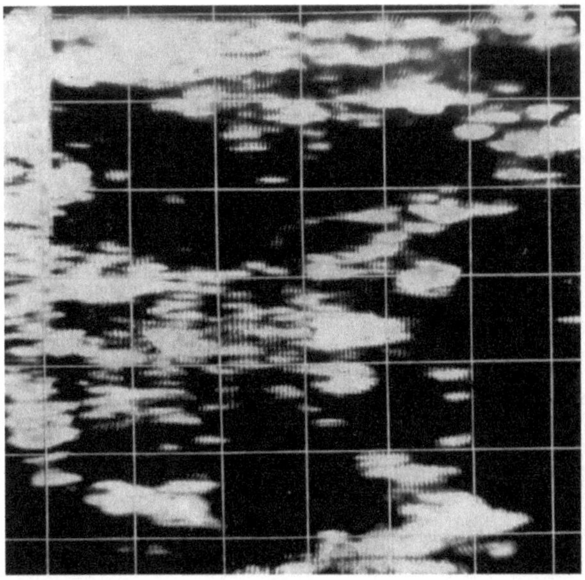

a

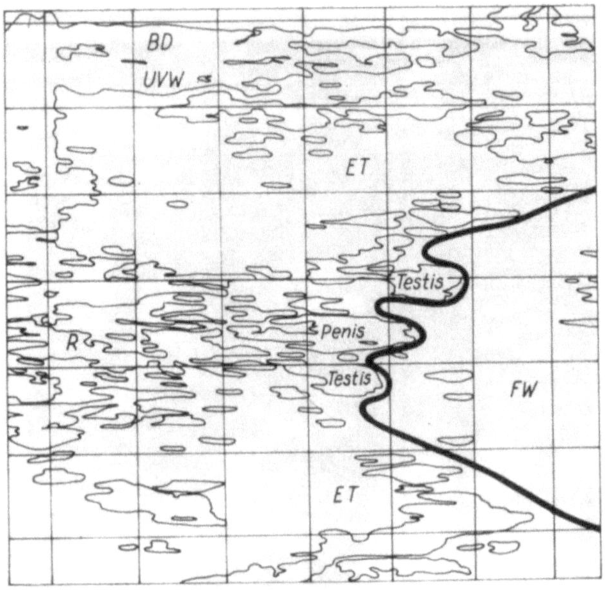

a

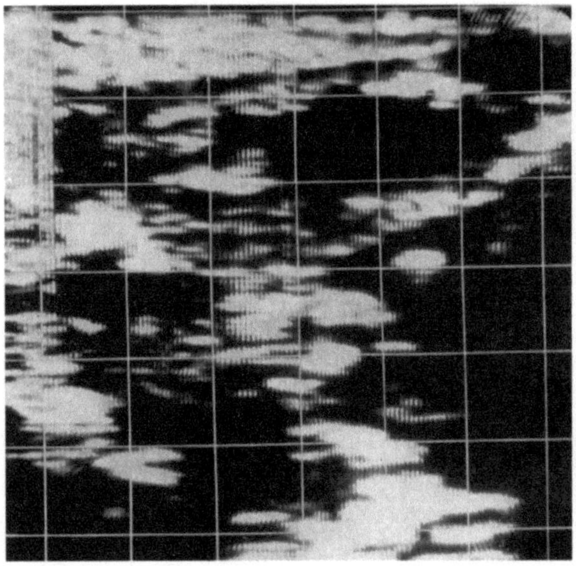

b

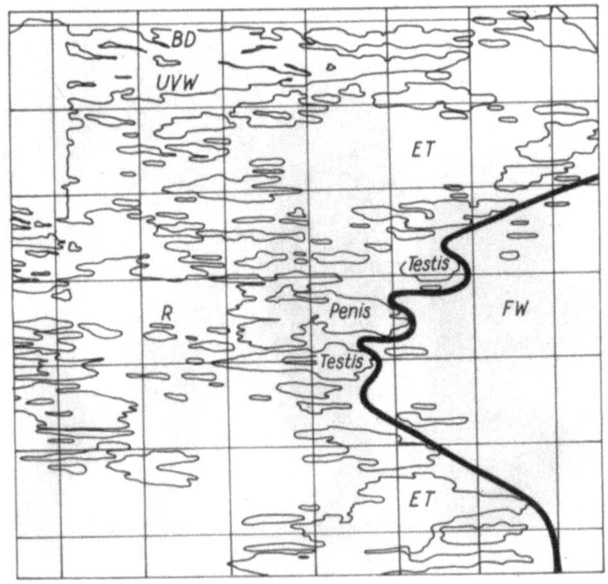

b

Abb. 99a und b
Querschnittsbilder im Fundus bei normaler Schädellage in der 38. Woche, gespreizter Schenkel mit Echos von Penis und Scrotum.

Fig. 99
a) Cross-sections of fundus in 38th week of pregnancy;
b) normal vertex presentation; spread thighs with echoes from penis and scrotum.

In den beiden folgenden Abbildungen sind Befunde dargestellt, welche die Möglichkeiten der Ultraschalldiagnostik zeigen sollen. Die antenatale Geschlechtsbestimmung hat sicher nur sehr begrenzte praktische Bedeutung und ist mit anderen Methoden zuverlässiger durchzuführen (Dörner). Diese Bilder lassen aber erkennen, daß bei günstiger Einstellung und Haltung auch Details darstellbar sind, und daß es gilt, diese Tatsache klinisch bedeutungsvollen Diagnosen, z. B. bei Mißbildungen, nutzbar zu machen.

determination certainly will be of limited practical importance and can be carried out with more reliability by means of methods other than ultrasonography (Dörner). Nevertheless, will these pictures show that even certain details can be detected and represented under conditions of favourable adjustment, engagement, and posture. It is necessary to exploit this potentiality for clinical diagnosis, for example, to establish presence of malformation.

5.2. Kombinierte geburtshilfliche und gynäkologische Befunde

Ein Grenzbefund zwischen reinen geburtshilflichen Bildern und gynäkologischen Komplikationen ist die Extrauteringravidität. Hierzu muß vom Standpunkt der Ultraschalldiagnostik aus gesagt werden, daß eine Sicherung der Diagnose schwierig ist. Das ist auch nicht so bedeutungsvoll; denn einerseits ist dieses Krankheitsbild klinisch meist gut einzuschätzen, andererseits muß im Zweifelsfalle ohnehin eine Klärung durch Punktion oder Laparoskopie herbeigeführt werden.

Das in Abbildung 100 dargestellte Echogramm einer Extrauteringravidität gelingt selten so deutlich, jedenfalls nicht mit einem Gerät ohne gespeichertes Standbild. Gewöhnlich werden durch umgebende Gewebe, insbesondere durch Darmschlingen, die Konturen verwischt.

In den folgenden fünf Abbildungen ist ein Fall von Myom und Schwangerschaft abgebildet, der vom klinischen Gesichtspunkt aus problematisch war, da dringender Kinderwunsch bestand. Kurz nach Anfertigen der Bilder kam es zur Wehentätigkeit und zum Abortausstoßungsversuch in der 14. Woche. Das Myom und seine Lage zwangen zur Hysterektomie.

Die Bilder sind Querschnitte, welche im Abstand von 3—4 cm übereinander angelegt wurden. Sie gaben uns eine gute Übersicht darüber, daß die Masse der Myomechos im Zervixbereich zu finden war, das ganze kleine Becken ausfüllten und daß die Schwangerschaft darüber saß. Das Bild vom Operationspräparat zeigt die Bestätigung. Aus dieser Bilderserie kann man entnehmen, wie mit Hilfe des wandernden Schallkopfes ein plastisches Bild des Objektes zu modellieren ist: Ein doppeltfaustgroßes, unregelmäßig geformtes Myom, welches im

5.2. Combined obstetric and gynaecological findings

Extra-uterine gravidity is a pattern on the boundary between obstetric findings, on the one hand, and gynaecological complications, on the other. Diagnosis of such condition is difficult by means of ultrasonic methods. Such difficulty, however, does not play a major role, since usually there will be no problem in clinical assessment and, if in doubt, puncture or laporoscopy is necessary anyway for elucidation.

The echogram of an extra-uterine gravidity, as shown in Fig. 100, is of extraordinary quality and usually not achievable in such clearness by means of a unit with no still-picture storage. Generally, outlines will be blurred by surrounding tissue and intestinal loops.

A case of concomitant myoma and pregnancy is illustrated in the following five pictures. The case as such was clinically problematic against the background of the patient's urgent desire for a child. The ultrasonographic traces were taken in the 14th week, which was followed immediately by onset of labour and attempted abortion. Hysterectomy was unavoidable due to the presence of the myoma and its position.

The images are cross-sections superimposed and spaced 3 cm to 4 cm. They showed clearly that most of the myoma echoes were located in the cervical region and filled the entire minor pelvis, while the pregnancy was situated above. This result was confirmed by the surgical specimen. This series of images is likely to show that a multi-dimensional model can be constructed by allowing the transducer to tracel for more complete scanning. The model shows an irregularly shaped myoma of double fist size extending from

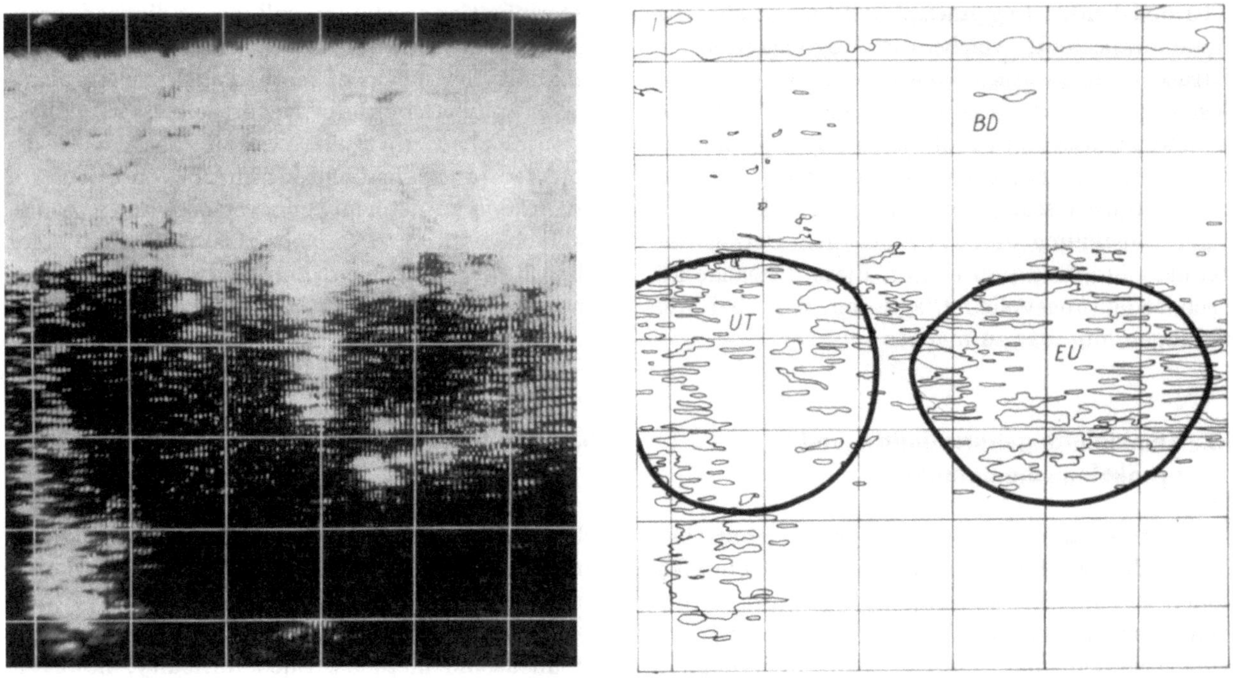

Abb. 100
Querschnitt oberhalb der Symphyse. Links im Bild die Echos des aufgelockerten Uterus; rechts eine Tubargravidität.

Fig. 100
Cross-section above symphysis; echoes from softened uterus, left; ampullar pregnancy, right.

Zervikalbereich beginnt und das Uteruscavum nach links und oben verschoben hat, in welchem die Schwangerschaft wächst.

Im nächsten Bild ist neben dem schwangeren Uterus ein Adnextumor dargestellt. Dem Durchmesser nach und auf Grund des klinischen Befundes mußte an ein vergrößertes Corpus luteum gedacht werden. Es war später nicht mehr zu tasten. Im Unterschied dazu ist in Abbildung 103 ein Ovarialtumor neben einer Schwangerschaft in der 24. Woche dargestellt, welcher durch Operation entfernt wurde. Der Ultraschallbefund ergänzt in diesen Fällen den klinischen Befund. Er vermag wohl ein deutliches Bild zu geben, aber er kann — ähnlich wie bei der Extrauteringravidität — keine wesentliche Differenzierung bei der Indikationsstellung zur Therapie bringen. Ein Hinweis darauf, ob das getastete Gebilde weich oder flüssigkeitsgefüllt ist, ist möglich und insofern ein Beitrag zur Dringlichkeit der Operation.

Schließlich ist in der letzten Abbildung 104 eine

the cervical region and displacing the uterine cavity with the growing pregnancy upward left.

The next figure shows an adnexal tumour beside the pregnant uterus. Enlargement of corpus luteum had to be assumed for the diameter and clinical findings, but it was no longer palpable later on. Fig. 103, on the other hand, shows an ovarian tumour concomitant with pregnancy in the 24th week. The tumour was surgically removed. The ultrasonic findings recorded from these cases were complementary to the clinical findings. While a clear picture was obtainable from ultrasonography, the situation was similar to that faced in connection with extra-uterine gravidity, in that no significant differentiation was possible as a basis on which to decide therapy. A contribution to underlining the urgency of surgical action can be made, after all, by palpating the growth for its consistency, soft or liquid-filled.

Fig. 104, finally, shows pregnancy together with a "tumour" which, by consistency, position, and

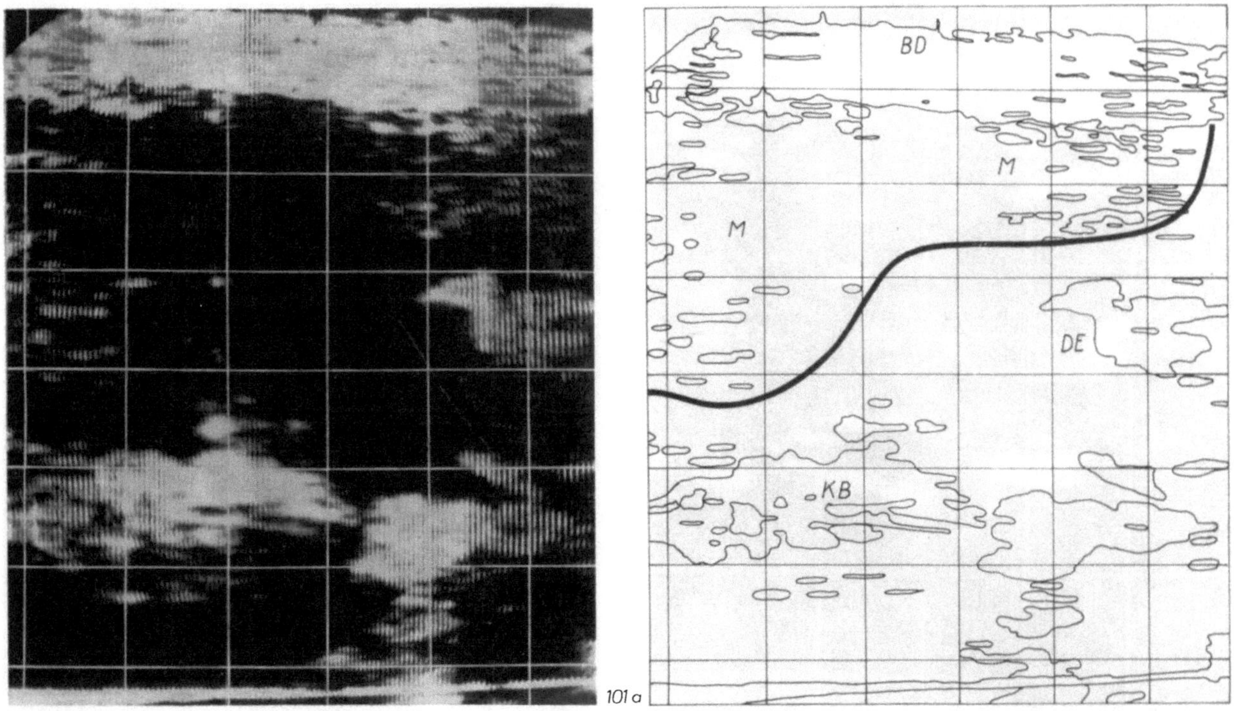

101a

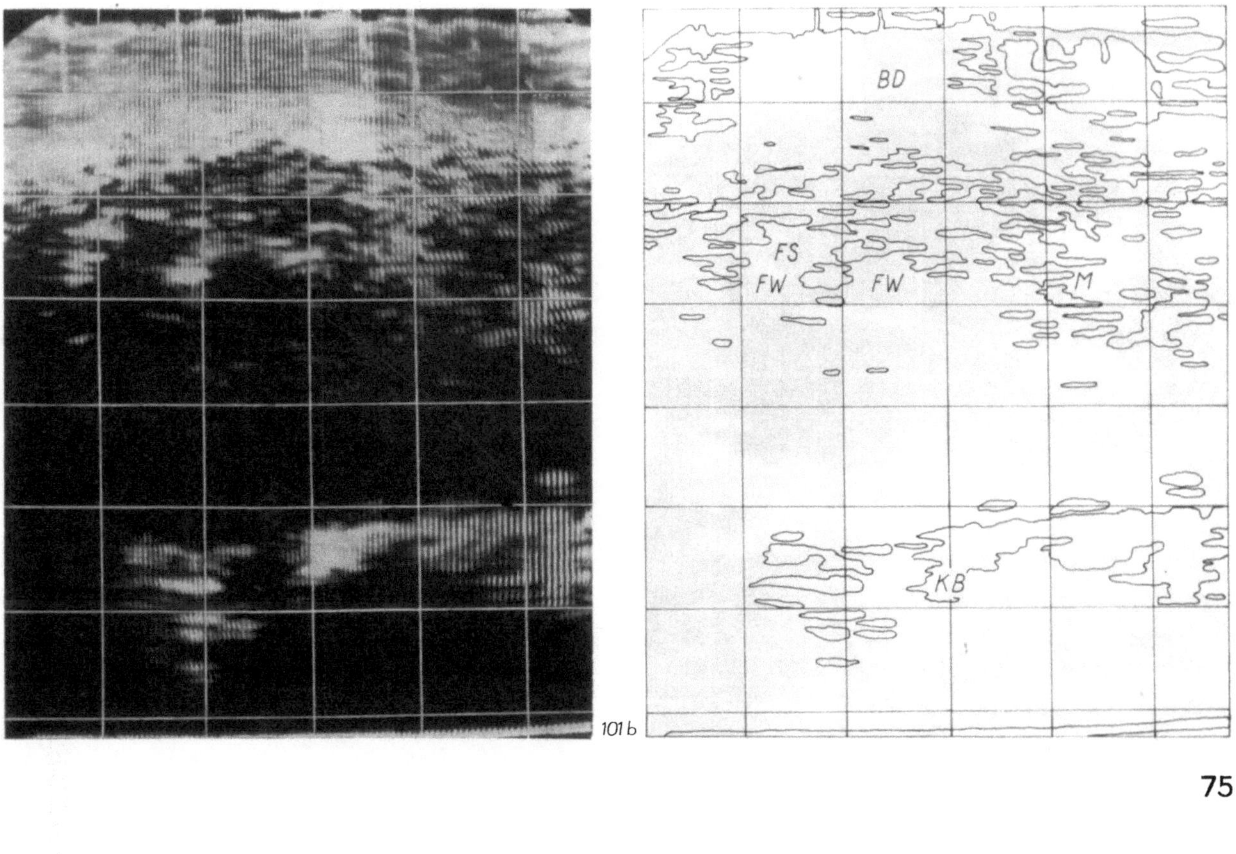

101b

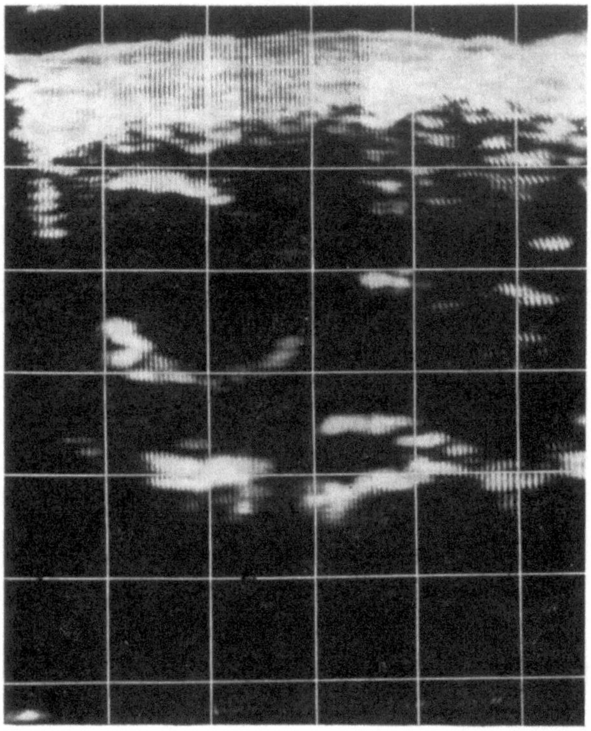

101 c

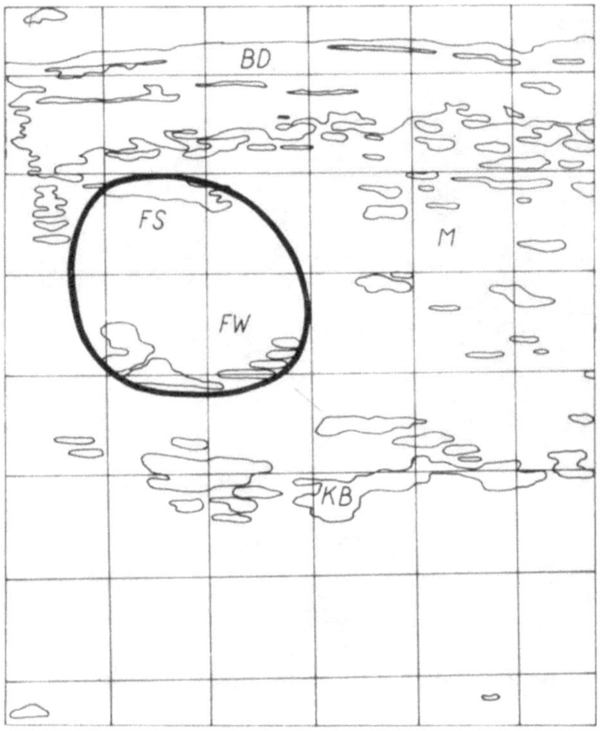

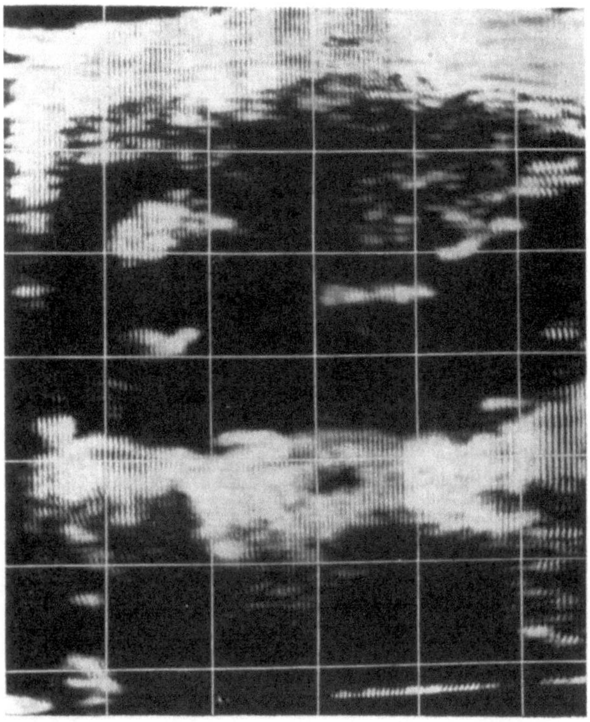

101 d

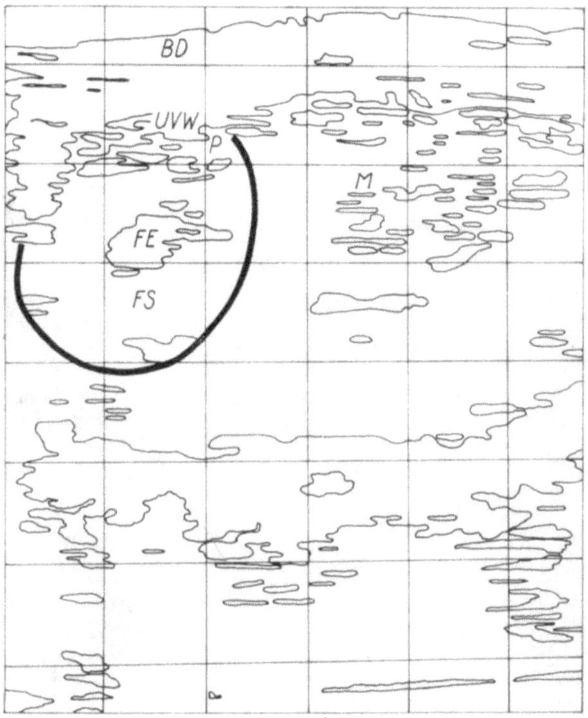

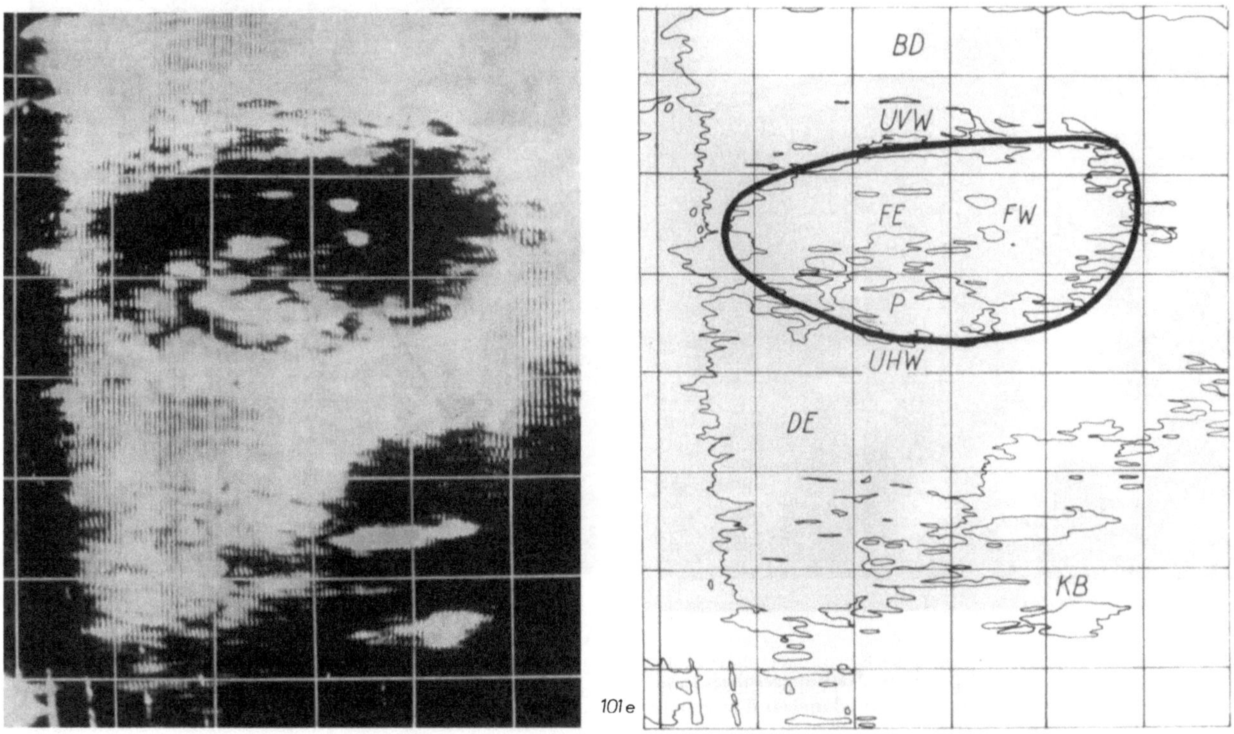

101e

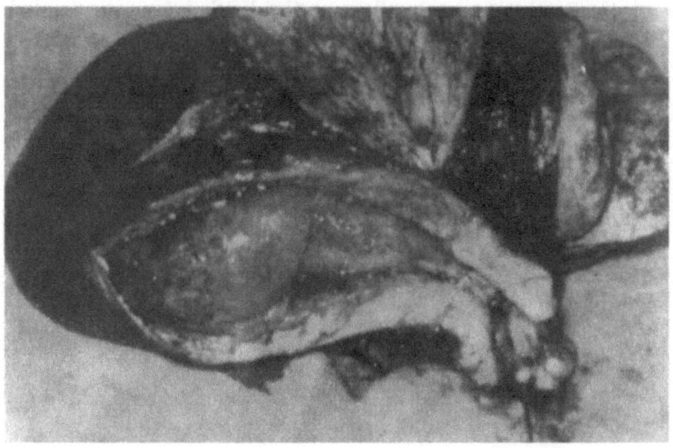

101f

Abb. 101
Myom und Gravidität. Querschnitte in der 14. Schwangerschaftswoche.

a) oberhalb der Symphyse; nur Myomechos erkennbar;
b) 4 cm darüber; links im Bild unterster Pol des Fruchtsacks erkennbar, daneben Myom;
c) deutliche Fruchtsackechos links neben weiteren Myomechos;
d) fetaler Kopf im Fruchtwasser (3 cm Durchmesser), rechts daneben Myom;
e) Rumpfechos im Fruchtwasser, Uteruswand, kein Myom mehr;
f) Präparat nach der Operation.

Fig. 101
Myoma and gravidity; cross-sections in 14th week:

a) above symphysis; only myomal echoes perceptible;
b) 4 cm above; lowest foetal pole visible on the left; myoma next to it;
c) clear echoes from amniotic sac, left from additional myomal echoes;
d) foetal head in amniotic fluid (3 cm diameter); myoma right from it;
e) truncal echoes in amniotic fluid and uterine wall; myoma disappeared;
f) specimen after surgery.

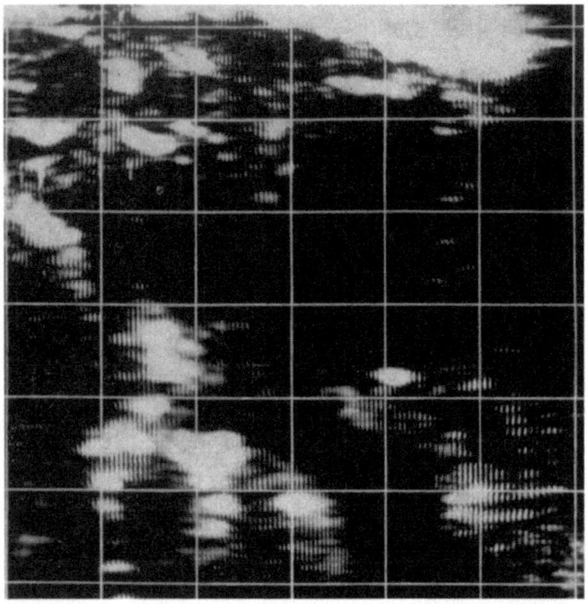

Abb. 102
Querschnitt oberhalb der Symphyse. Schwangerschaft in der 12. Woche (links im Bild, oben); rechts daneben flüssigkeitsgefüllter Adnextumor.

Fig. 102
Cross-section above symphysis; twelft week of pregnancy (top left); fluid-filled adnexal tumour (right).

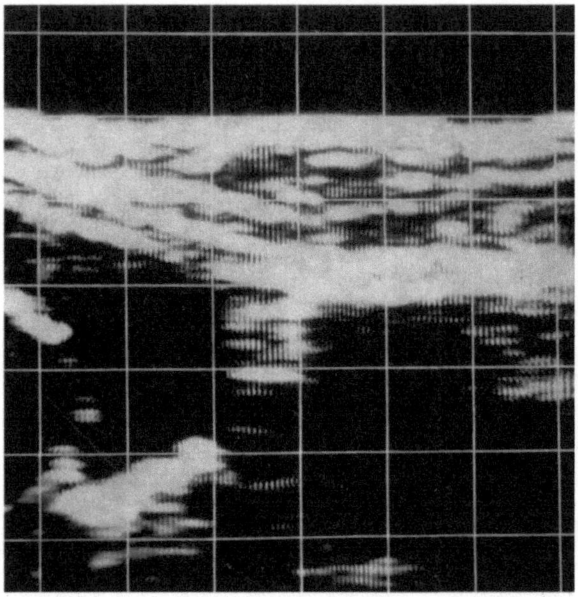

Abb. 103
Querschnitt zwischen Symphyse und Nabel. Schwangerschaft und Ovarialkystom. Links im Bild Schädelechos, Durchmesser 5 cm, rechts daneben Fruchtwasser, Uteruswand und flüssigkeitsgefüllter Tumor.

Fig. 103
Cross-section between symphysis and navel; pregnancy and ovarian cystoma; cranial echoes (left); diameter: 5 cm; amniotic fluid, uterine wall, and fluid-filled tumour (right).

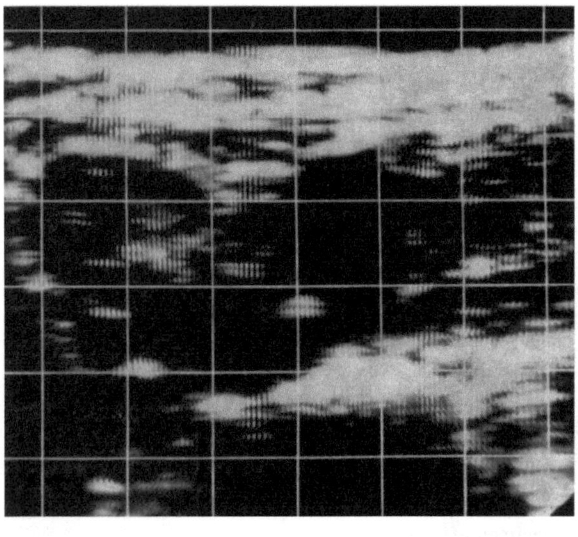

Abb. 104
Beckenniere und Schwangerschaft.

Fig. 104
Pelvic kidney and pregnancy.

Schwangerschaft neben einem „Tumor" festgehalten, der dann nach Lage, Konsistenz und anderen klinischen Befunden als Beckenniere identifiziert wurde. Aus dem Ultraschallbild allein ist über den Charakter eines Tumors also wenig zu sagen. Die hier erkennbaren Echos finden wir bei allen soliden Gebilden, z. B. auch bei den Myombildern.

Die oft aber dringend erwünschte Unterstreichung oder Anzweiflung eines klinischen Befundes durch das Ultraschallbild leitet zu unseren Schlußbetrachtungen über.

other clinical findings, eventually proved to be a pelvic kidney. In other words, an ultrasonographic trace alone will yield but little information about the nature of a tumour. The echoes depicted in the above figures may be found together with all sorts of solid growths, including myoma.

However, more often than not will examiners resort to ultrasonography with the view to confirming or questioning clinical findings, and this has some implications on potential conclusions.

6. Schlußbemerkungen

Es war das Bestreben der Autoren, eine mit wenigen Ausnahmen vollständige Übersicht über Ultraschall-Echogramme zu geben, wie sie in der täglichen geburtshilflichen Praxis anfallen.

Gleichzeitig sollten durch Darstellung verschiedener Varianten und durch Vergleiche die Möglichkeiten und die Grenzen des Ultraschallverfahrens gezeigt werden.

Die Möglichkeiten sind — wie wir sehen — sehr groß. Das geburtshilfliche diagnostische Rüstzeug wird wesentlich erweitert. Eine nachhaltige Verbesserung der Betreuung Schwangerer kann durch Einführung dieses Verfahrens erreicht werden. Seine Grenzen liegen zum einen dort, wo die Möglichkeit einer Aussage technisch endet; andererseits sind sie im gleichen Bereich zu suchen wie bei allen Methoden, welche als Ergänzung des klinischen Befundes — der nach wie vor der entscheidende diagnostische Faktor bleibt — Anwendung finden.

Es ergeben sich nach den bisherigen Erfahrungen für die klinische Praxis einige Schlußfolgerungen:

1. Das Ultraschallverfahren ist eine biologisch unschädliche Methode, welche zu einer wesentlichen Verbesserung der geburtshilflichen Diagnostik führt.

2. Die Ultraschalldiagnostik in der Geburtshilfe muß in den klinischen Befund eingegliedert werden und erlangt nur dadurch ihre optimale Aussagekraft.

3. Die Intaktheit und das Alter der Schwangerschaft, Größenbestimmungen an Frucht und Plazenta, Aussagen über Lage und Haltung der Frucht sowie über Mehrlingsschwangerschaften sind mit dem Ultraschallverfahren zu nahezu allen Zeitpunkten der Schwangerschaft zuverlässig möglich.

4. Nachweis und Ausschluß einer Plazenta praevia oder einer vorzeitigen Plazentalösung sind möglich.

6. Conclusions

The authors have tried to give an almost complete account of ultrasonic echograms obtainable in obstetric routine, with but few exceptions being left out.

Several variants were shown and compared in an attempt to suggest both possibilities and limitations of the ultrasonic approach. The possibilities are really wide, as may be seen, adding greatly to the tools of obstetric diagnosis. Attention of gravidae may be essentially improved by introducing the method to clinical practice. The limiting factors must be associated with the point where information becomes technically impossible in connection with equipment aspects. Others may be found in the same area which quite generally imposes limitations upon each method used as complementary tool to clinical findings, since these remain to be decisive to diagnosis.

The following conclusions for clinical practice may be drawn from experience so far accumulated:

1. The ultrasonic method is biologically harmless and enables substantial improvement of obstetric diagnosis.

2. Obstetric ultrasonic diagnosis, for optimum informative value, must be integrated with all relevant clinical findings.

3. The ultrasonic method will give reliable information in nearly all phases of pregnancy about the normal course and age of gravidity, dimensional determination of foetues and placenta, foetal presentation and posture, and conditions of multiple pregnancy.

4. The method is suitable for detecting or ruling out placenta praevia or premature abruptio placentae.

5. Bei zweifelhaften klinischen und Ultraschallbefunden sind Wiederholungsuntersuchungen erforderlich. Bei anhaltendem Zweifel sollte die weitere Entscheidung nach dem klinischen Befund und den klinischen Erfahrungen erfolgen.

6. Zur zuverlässigen Beurteilung von Ultraschallbefunden gehören langjährige Erfahrungen sowohl mit dem Gerät als auch mit der geburtshilflichen Praxis.

5. Dubious clinical and ultrasonic findings must be clarified by repetitive examination. If no clarification can be obtained, definite decision should rely upon clinical findings and clinical experience.

6. Reliable assessment of ultrasonic findings will depend on years of experience in handling the equipment and in obstetric practice.

Literatur

References

1. ABDULLA, U.: Die Verwendung von Sonar in der sehr frühen Schwangerschaft. 1. Weltkongreß über Ultraschalldiagnostik in der Medizin, Wien 1969
2. ABRAMOWSKI, P. K., P. KOPECK: Zur Ultraschall-Diagnostik der Hinterwandplazenta unter Berücksichtigung von Phantomversuchen. Geburtsh. u. Frauenhk. **29** (1969) 2–6
3. BAYER, H.: Erfahrungen bei der Einbeziehung des Ultraschallverfahrens in die geburtshilfliche Diagnostik. Zbl. Gynäk. **93** (1971) 1460
4. BAYER, H., E. P. ISSEL, R. SCHULTE: Neue Meßgrößen bei der Erkennung einer intrauterinen Retardierung der Frucht mittels Ultraschall. Zbl. Gynäk. **94** (1972) 1169–1/72
5. DÖRNER, G.: Persönliche Mitteilung
6. DONALD, I.: Ultraschallecholotverfahren bei der Diagnose der Blasenmole. Brit. med. J. **II** (1963) 1154
7. GOTTESFELD, K. R., H. E. THOMPSON, J. H. HOLMES, E. S. TAYLOR: Ultrasonic placentography — a new method for placental localization. Amer. J. Obstet. Gynec. **96** (1966) 538
8. HOLLÄNDER, J. H.: Die Ultraschalldiagnostik in der Schwangerschaft. Urban & Schwarzenberg, München—Berlin—Wien 1972
9. HOLLÄNDER, H. J., H. MAST: Intrauterine Dickenmessung der Plazenta mittels Ultraschall bei normalen Schwangerschaften und bei Rh-Inkompatibilität. Geburtsh. u. Frauenhk. **28** (1968) 662
10. KRATOCHWIL, A.: Die Ultraschallplazentalokalisation. Gynaecologia **165** (1968) 308
11. KRATOCHWIL, A.: Die Ultraschalldiagnostik in der Geburtshilfe und Gynäkologie. Georg-Thieme-Verlag, Stuttgart 1968
12. LÜDER, R.: Die Ultraschall-Plazentographie und ihr Aussagewert im Verlauf der normalen und gestörten Schwangerschaft. Promotion A — Humboldt-Univ., Berlin 1972
13. NUSCH, W.: Eine Fehldiagnose durch Anwendung der Ultraschalldiagnostik bei der Fragestellung Extrauteringravidität oder Abortus imminens. Z. Geburtsh. Gynäk. **30** (1969) 1120–1122
14. NUSCH, W., G. NÖCKER: Zum Problem der Ultraschalldiagnostik der Blasenmole. Z. Geburtsh. Gynäk. **31** (1971) 876
15. PRENZLAU, P., H. BAYER, R. LÜDER, A. LEUJAK: Die intrauterine Plazentografie durch Ultraschall und die Plazentafunktion. Zbl. Gynäk. **95** (1973) 12–16
16. PRENZLAU, P., E. P. ISSEL: Die praktische Bedeutung der Messung der Schulter-Steiß-Länge (Truncometrie) beim Fetus mittels Ultraschall. Zbl. Gynäk. (1973) 1421
17. RAMZIN, M. S., R. O. MEUDT, M. J. HINSELMANN: Prognostic significance of abnormal ultrasonographic findings during the second trimester of gestation. J. Perinat. Med. **1** (1973) 60
18. SCHLENSKER, K. H.: Zur Bedeutung des Plazentasitzes für die Kindeslagen. Geburtsh. u. Frauenheilk. **32** (1972) 551–558
19. STEEL, W. B.: Verwendung von Ultraschall zur Differentialdiagnose von Hämorrhagien in der frühen Schwangerschaft. 1. Weltkongreß über Ultraschalldiagnostik in der Medizin, Wien 1969
20. SCHULTE, H. R.: Die Fruchtsackgrößenbestimmung mit dem Ultraschallschnittbildverfahren, ein Mittel zur Bestimmung des Schwangerschaftsalters im I. Trimenon. Dtsch. Ges. Wes. **27** (1972) 1890
21. SCHULTE, H. R.: Die Bedeutung der Ultraschalldiagnostik bei der Differentialdiagnose der intakten und gestörten Frühschwangerschaft. Promotion A — Humboldt-Univ., Berlin 1971
22. SCHULTE, H. R., H. U. GERBER: Ultraschalldiagnostik beim Abortus. Zbl. Gynäk. **94** (1972) 513–519

Sachregister

Subject index

Bei Fragen zur Produktsicherheit wenden Sie sich bitte an:
If you have any questions regarding product safety,
please contact:

Walter de Gruyter GmbH
Genthiner Straße 13
10785 Berlin
productsafety@degruyterbrill.com